わかる！　なっとく!!

〝あし〟の静脈瘤は手術した方がいいんですか？

改訂第２版

〝あし〟の静脈瘤は治療した方がいいんですよ！

広島逓信病院 院長
杉山　悟　著

NUNC Company Limited

はじめに

この本は、三年前に出版した「あしの静脈瘤は手術した方がいいんですか？」の新版（改訂増補版）です。この三年の間にまた多くの方々の静脈瘤を治療してきて、あらためて、やっぱり「あしの静脈瘤は治療した方がいいんですよ」と思うようになったので、文章を推敲するとともに、少し加筆してみました。写真や図解も少し増えてます。

足の健康は若さのバロメーターです。年配の方でも旅行が好きで歩くのが趣味の方は若々しいですね。でも、歩くのが健康に良いと言っても、長時間歩き続けると膝が痛くなるので、そう長くは歩けないとおっしゃる方も多いと思います。そして、ふと足をよく見たら、年とともに静脈が浮き上がって見えるようになって、気になってきたという方も多いと思います。これはあしの静脈瘤ですね。このような場合、静脈瘤と膝の痛みは関係があるのでしょうか？

答えは「はい」です。実はあしの静脈瘤と膝の痛みは大いに関係があります。あしの静脈瘤は膝の痛みを抱えておられる方にとって、大きな負担になっていることが多いのです。これについては、本文第2章の44頁に詳しく説明してありますから、膝が痛い方はぜひご自分の状況に照らしながら、よくお読みいただければと思います。

さて、あしの静脈瘤は女性の四人に一人は持っているという、とても頻度の高い疾患です。疾患と言うよりも、普通の現象と言った方がいいかもしれません。五〇歳を越えたらほとんどの方が、小さな赤い静脈瘤を持っていることでしょう。もちろん全員が治療対象となるわけではありません。でも、静脈瘤が原因で足の筋肉に負担がかかって、こむら返りなどの症状が頻繁に起こることも多く、美容上の問題も含めて、とくに女性にとっては関心の高い疾患であることは間違いありません。

近年、あしの静脈瘤に対する新しい血管内治療機器が次々に認可され、これまでよりも痛みの少ない治療ができるようになりました。従来の「手術は痛いものだ」という常識は覆されたのです。そして私のところにも、あしの静脈瘤に関する患者さんの問い合わせがとても多くなりました。

毎日多くの下肢静脈瘤の患者さんに会い、診察や検査・治療をしていますが、外来診療していると、よく患者さんから

「私のいまの状態は手術をした方がいいんですか?」

という質問をされることがあります。その日初めて会った患者さんが手術をすべきかどうかという問題に対して即座に判断しなければいけないわけですから、けっこう難しい質問です。そして、その難しい質問に答えながらいつも考えることがあります。

あしの静脈瘤の患者さんが手術を受けるべきかどうかという質問に答えるために、病気の成り立ちから治療までいろいろ説明してあげたいのですが、ゆっくり話す時間がないのです。日常の限られた診療時間内に、患者さん一人一人に多くの話をする時間は到底取れないというのが現状です。「もっともっといろいろな質問に答えたい」と思うのですが、なかなかそうはいきません。「それなら、自分の考えていることを、文章にして読んでもらおう」

診察室に入る前に予習として読んだり、説明の後に聞き漏らしたことをあとで詳しく読んだりしてほしいと思い、この本を書き始めました。

内容は、外来での患者さんとのやり取りが中心になっているので、診察室に入って来られたつもりで読んでください。「あしの静脈瘤は手術した方がいいのか？」という質問にいろいろな方向から答えていますので、多くの疑問が解けるはずです。治療をする決心がついたり、手術を考え直したり、人に治療を勧めたり、いろいろ判断するのに役立つことでしょう。

普段の外来では時間の関係で説明しきれないことも、できるだけたくさん、そして、できるだけわかりやすく書いていますので、外来でお話していることの一〇倍以上の分量があります。診察室では、あまり訊けない根本的な質問や素朴な疑問も解けるように説明しているつもりです。どうか、ご自分の症状と照らし合わせながらお読みください。

そしてまたこの本では、下肢静脈瘤の治療にあたって私がどんな思いを込めているかということまで、知っていただきたいと思っています。あしの静脈診療から見えてくる健康への思い、人生観なども含めて常々思っていることも書いてみます。

ぜひ、この本を読んで、「あしの静脈瘤の治療を受けて、若返ろう」と思っていただければ嬉しい限りです。

二〇一八年　初夏

杉山　悟

もくじ

第6章 あしの静脈瘤は治療した方がいいんですよ

第７章■あしの静脈瘤は予防できる？

第1章

下肢静脈瘤ってなに?

▼あしの静脈が浮いてきた——これが下肢静脈瘤？

「子育てが終わって、ふと自分の足を見たら、静脈が気になってきた」

これが下肢静脈瘤です。

「二人目を産んでから少し気がついていたけど、子育ての真っ最中で、それどころじゃなかったから、あまり気にしなかった。痛くも痒くもなかったし。でも、子供も大学生になって手が離れた頃から、どうも足がだるくてしょうがない感じ。昔より足の静脈が膨れてるのが目立ってきたみたい……」

これが一番よくある下肢静脈瘤の経過のようです。その時点で病院に相談に来られる方も少なくないのですが、わざわざ病院に行って、手術までして治すほどじゃないと、放っておく方も多いことでしょう。そうやって、様子をみているうちに孫が産まれるようになって、慌ただしい日々の中ですっかり忘れていたところ、気が付くと、とても足がむくんでいることに驚いて、不安げに外来に来られます。

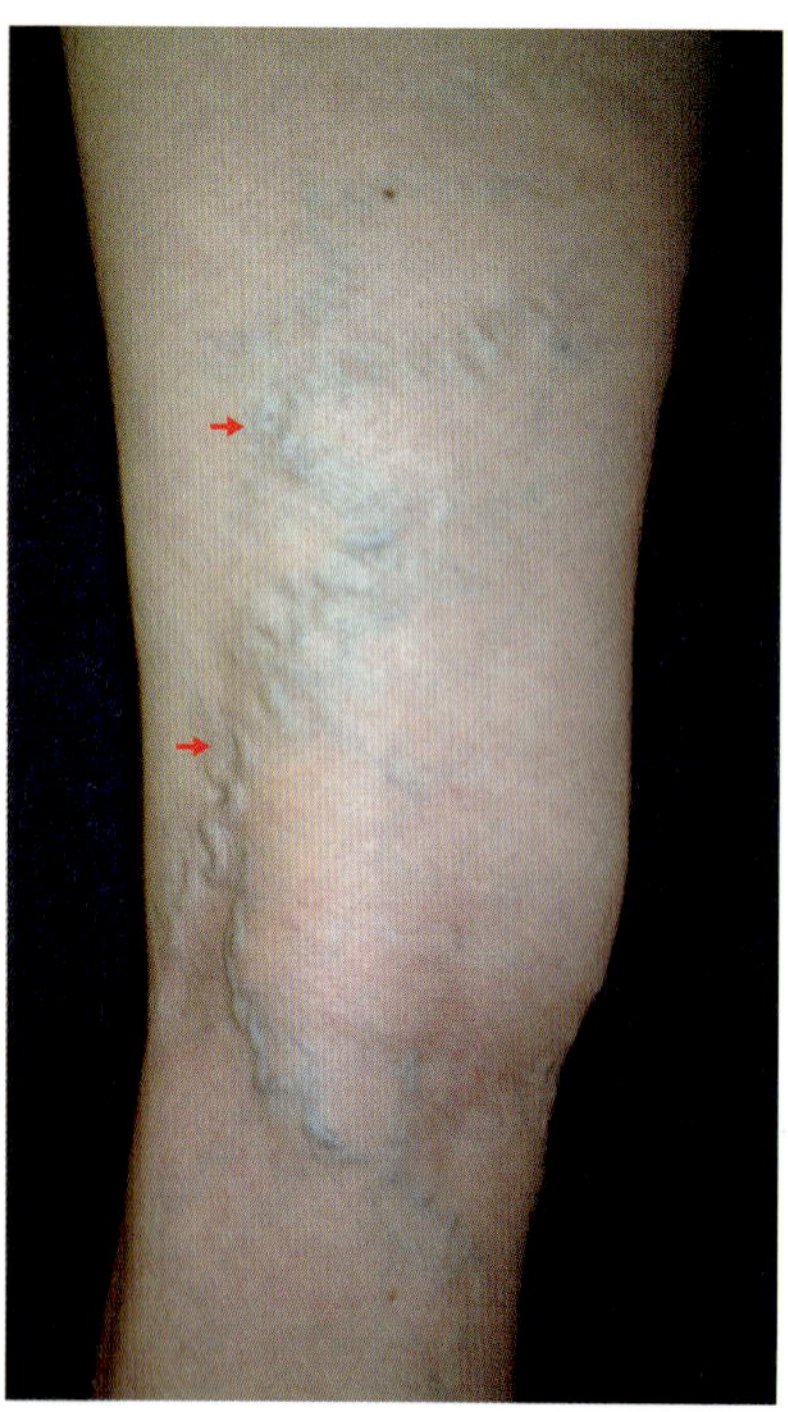

皮下の蛇行した静脈が浮き出て，
よく目立つようになってきた.

痛みや傷があっても、外科の外来に行くのは勇気がいることです。ましてや、痛みも傷もないのに、だるいというだけで外科を受診することには、大いに勇気が必要なことでしょう。「もしかして、痛い手術を勧められたらどうしよう」と考えるのがあたりまえです。

　そんな方は、とりあえずこの本を読んで勉強してから受診するのもいい考えだと思います。

　ここ最近、下肢静脈瘤についてテレビや雑誌で話題になることが少なくありません。昔から多くのお年寄りが下肢静脈瘤と付き合ってきましたが、死ぬまで何の治療もしないままの方も多かったでしょう。でも、今ではたくさんの方が血管外科を受診されます。現代はインターネットが普及しているので、どこへ行けば治せるのかが一般の方にもよくわかるようになり、ご自分で病院を選んで受診されることも増えているようです。

　しかし一方で、マスコミは病気のことをオーバーに取り上げて、不安をあおることがあります。たとえば、「静脈瘤を放っておくと足を切断する危険がある」という話を聞いたことがあるかもしれませんが、**私は、静脈瘤を放っておいたことが原因で足の切断に至った症例を今までみたことはありません。**そのあたりのことを、この第1章でお話したいと思います。

　それから、下肢静脈瘤の治療に対してつぎのような疑問をお持ちの方も、多いのではないでしょうか？

「静脈瘤って、ほんとうに治療した方がいいのかしら？」

「治療しても、またなるんじゃないの？」

「放っておいたら、心臓に血栓が飛んで死ぬって、本当？」

「静脈瘤の手術って、とっても痛かったっていう人がいるけど、そんなに痛いものなのかしら？」

このあたりのことは第3章以降で、できるだけわかりやすく説明します。皆さんの疑問が氷解することを願っています。

▼静脈瘤は弁の異常？――静脈の構造について*

足の静脈が、蛇行して浮き出ているのが下肢静脈瘤です。この病気は目に見えるのですぐに診断がつくため、医学的な歴史は長く、なんと紀元前からこの病気に関する記載があります。静脈の病気が治るようにと祀られた石像*も残っています。

見ればわかる下肢静脈瘤ですが、その病態の本質を説明するためには、どうしても正常の静脈の解剖学や生理学の話をしなくてはいけません。少し理屈っぽくなりますが、興味のある方はお付き合いください。

足の静脈には、皮下脂肪の中を走る表在静脈と、筋肉の中を走る深部静脈の二つがあります。普段は表在静脈から深部静脈へ、足の先から心臓の方向へと、一方通行で血液が流れています。筋肉の中にある深部静脈の中の血液は、

＊：この項目は読み飛ばしてもらってもけっこうです．

＊：古代ギリシャの治療神アスクレビオスを祀った神殿に奉納されたもので、足の静脈瘤を抱えた男性像です．静脈学の教科書には必ずと言っていいほど登場する石像です．（参考…小川鼎三 監訳：図説医学史 30頁，朝倉書店）

15　下肢静脈瘤って　なに？

筋肉の収縮によって上へ上へと押し上げられます。こうして心臓に向かって押し上げられた血液が戻ってこないように、静脈の内側ではたくさんの逆流防止弁が支えています。

ところが、これらの弁はとても薄くて傷つきやすいのが難点です。傷ついた弁は元に戻らず、弁としての機能が悪くなると、足から心臓へと向かう血液がスムーズに流れず、下半身に血がたまる（うっ血が起こる）ようになるのです。とくに足の付け根や膝の裏側にある深部静脈との合流部の弁が壊れると、静脈瘤ができてきます。

下肢静脈瘤の本質は、静脈の流れの効率が悪くなることです。その結果、足の静脈の圧が高くなり、いろいろと悪い影響が出るようになります。道路でいえば、車が渋滞している状態です。心臓から足に向かって送られた血が、心臓にスムーズに戻れずに渋滞しているわけです。

下肢静脈瘤でむくんだ症状を改善するためには、足を高くして寝るのがいいようですが、それも血流のことをイメージすると、理解しやすいでしょう。

静脈の弁（☞）は超音波検査で見ることができます.

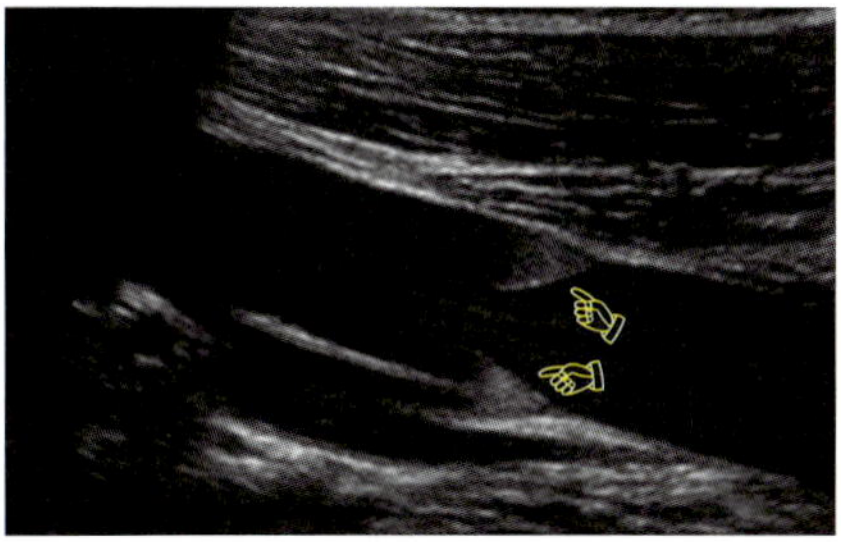

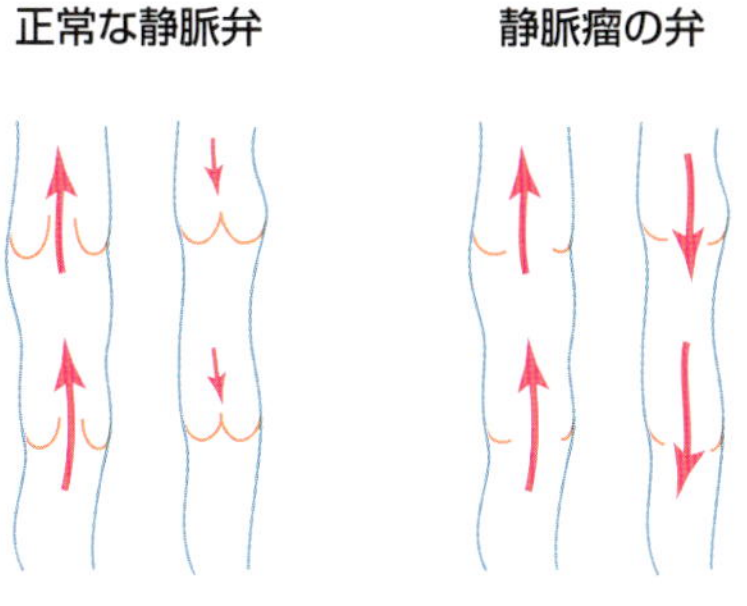

正常な弁では血液が逆流することはありませんが，弁が痛んでくると血液が逆流して，足のうっ血が起こります.

ところで、同じ「静脈瘤」という名前が付くのでよく間違いやすいのですが、「食道静脈瘤」という病気があります。これは肝硬変などで肝臓の機能が悪くなったとき、食道と胃の境目あたりにできる血管の拡張です。破裂して死ぬことがある怖い病気です。お腹の皮膚の静脈が膨らんでいるのも肝硬変のときに見られる現象です。

下肢静脈瘤と食道静脈瘤は関係ありません。だから、下肢静脈瘤になった方が食道静脈瘤になりやすいということもありません。ご安心を……。

▼静脈瘤のある足がむくむのは、なぜ？

静脈瘤のある足は、うっ血しているためにむくむこと（浮腫《ふしゅ》）が多くなります。血が足にたまっている状態です。朝からずっと立ちっぱなしの仕事をしている場合、普通でも夕方になるとむくみますが、静脈瘤があるとむくみ方が激しいのです。

ところで、寝た状態と立った状態で人のふくらはぎはどのくらい重さが違うでしょうか？

「え？　重さが違うの？」と思われましたか？　そうです。重さが違うんです。つまり、寝た状態から起きた状態になると、足に血が溜まって、重さが少し増えるのです。さてどのくらい増えるものでしょうか？

それを測るための検査方法があります。「空気容積脈波（APG）検査」といいます、この測定装置で測定すると、立っているときは寝たときに比べて、通常の体格の人なら、一〇〇グラム以上重くなります（これは、ふくらはぎに血液が充満することが原因です）。静脈瘤があるとさらに重くなります。でも、ここでもっと重要な問題は、どのくらいの速さで血が充満するかということです。健康な人はゆっくり充満し、下肢静脈瘤があると急速に充満します。具体的には、健康な人なら一〇〇グラム充満するのに三〇秒以上かかりますが、下肢静脈瘤があると、一〇〇グラムくらい充満するのに、たった一〇秒足らずということもあります。

立ってつま先立ち運動をすると、足に溜まった静脈血が心臓へと上がっていきます。では、一回のつま先立ち運動をすると、どのくらいの血が上がっていくでしょうか？　これも空気容積脈波検査で測定できます。一回つま先立ち運動をすると、四〇～五〇ｃｃ程の血液がふくらはぎから押上げられます。ところが、下肢静脈瘤があると、その半分以下になってしまうのです。

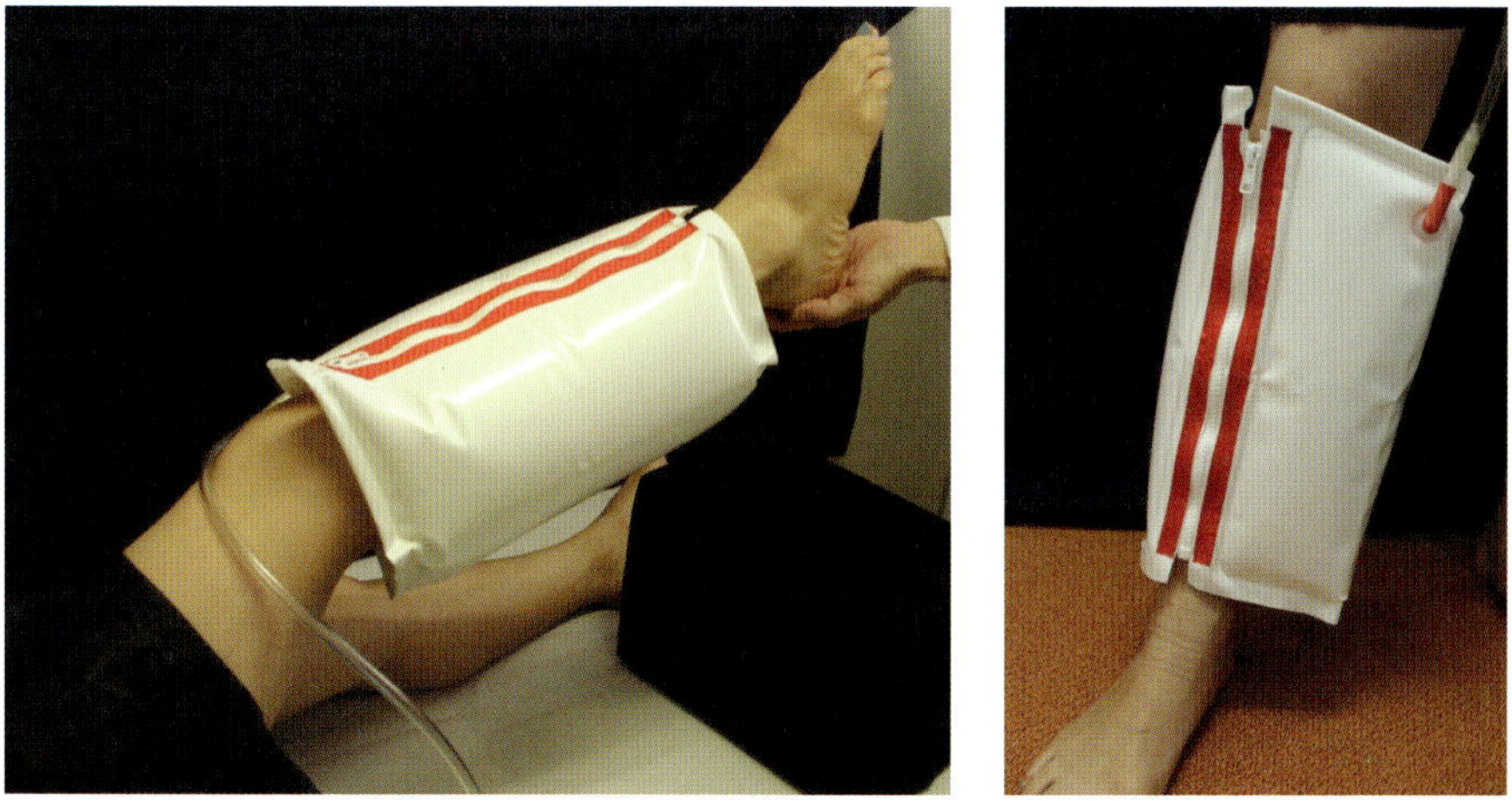

APG 検査：寝た姿勢のときのふくらはぎの重さより，立った姿勢のときのふくらはぎの重さが重いことが，この検査で数値的に測定できます。

下肢静脈瘤があると、いくらつま先立ち運動や歩行運動をしても足のうっ血は取れません。逆流防止弁が壊れているということは、まるで「水道の蛇口が少しだけ開いていて、出しっぱなしになっている状態」によく似ています。ちゃんと弁が閉まっていないので一日中垂れ流しなのです。水道が出しっぱなしだと夕方には風呂の水はすいぶん溜まりますよね。

一日中、足に静脈の血が溜まっている状態が続くから足がむくむのです。

▼静脈瘤になりやすいって、どんな人？

「下肢静脈瘤って、なぜ、なるんですかね？」

診察室で、こんな質問をされることがあります。

「なんで、私はこんな足になったんでしょうか？」と……。

困るんですよねえ。診察室でこういう質問をされると。

どうしてかと言うと、あまりにも難しい質問だからです。何しろ診察室ではゆっくりお話しできないですから……。この命題は、実に何百年もの間、いろんな人がいろいろな研究をしてきましたが、まだ完全には解明されていないのです。でも、多くの場合、静脈瘤

筋肉の中の静脈

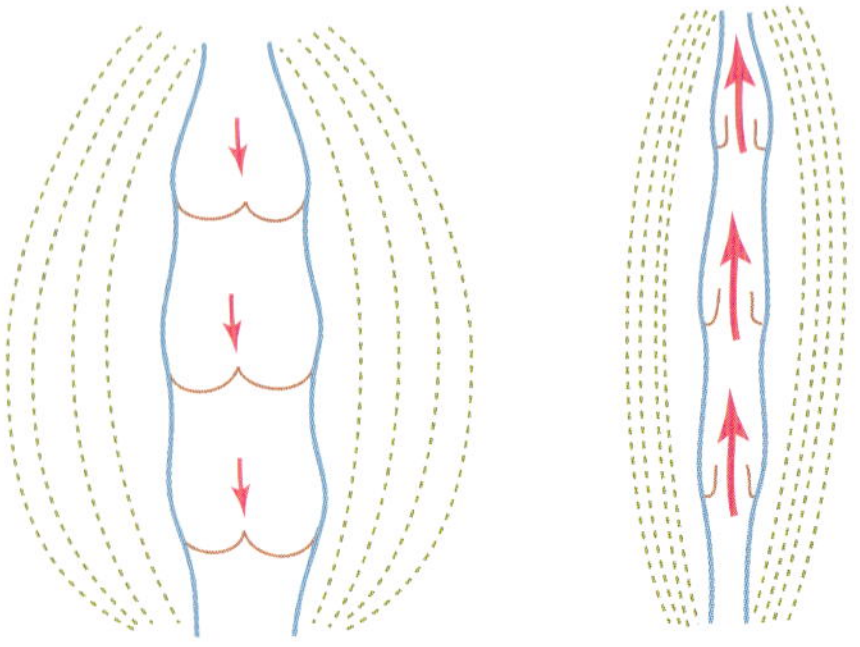

筋肉が緩んでいるとき　筋肉が収縮しているとき

筋肉の中の血液は，筋肉が収縮することによって，まるで手ぬぐいを絞るように，上に向かって絞り上げられます．

を持っている人は働き者ですから、「たくさん働いた証」というのは正しいと思います。ただ、静脈瘤になる原因はそれだけではありません。

下肢静脈瘤には、なりやすい人となりにくい人がいます。これまでの臨床データの積み重ねからわかってきたことですが、つぎのような人がなりやすいと言われています。

① 女性―とくに複数回の妊娠・分娩の経験者
② 立ち仕事の方（理容師、美容師、調理師さんなど）
③ 高年齢者
④ 遺伝

女性ホルモンには、骨盤以下の下半身に血液をため込む作用があるようです。生理周期のたびに下半身はうっ血を繰り返しています。だから、女性であることそのものが、すでに下肢静脈瘤になりやすい要因なのです。その上に、妊娠・分娩という負荷が下半身の静脈にかかってきます。二人目を産んだときに、とくに負荷がかかるようです。

また、立ち仕事は物理的に下肢の静脈圧を高くします。重力がかかって静脈の弁を傷めるわけです。立ちっぱなしの時間が長いほど負荷が強くなります。一日のうち一〇時間以上立ちっぱなしの職業の方では、下肢静脈にかかる負荷は相当なものです。人間が二本足で立つ以上、足の静脈には重力が常にかか

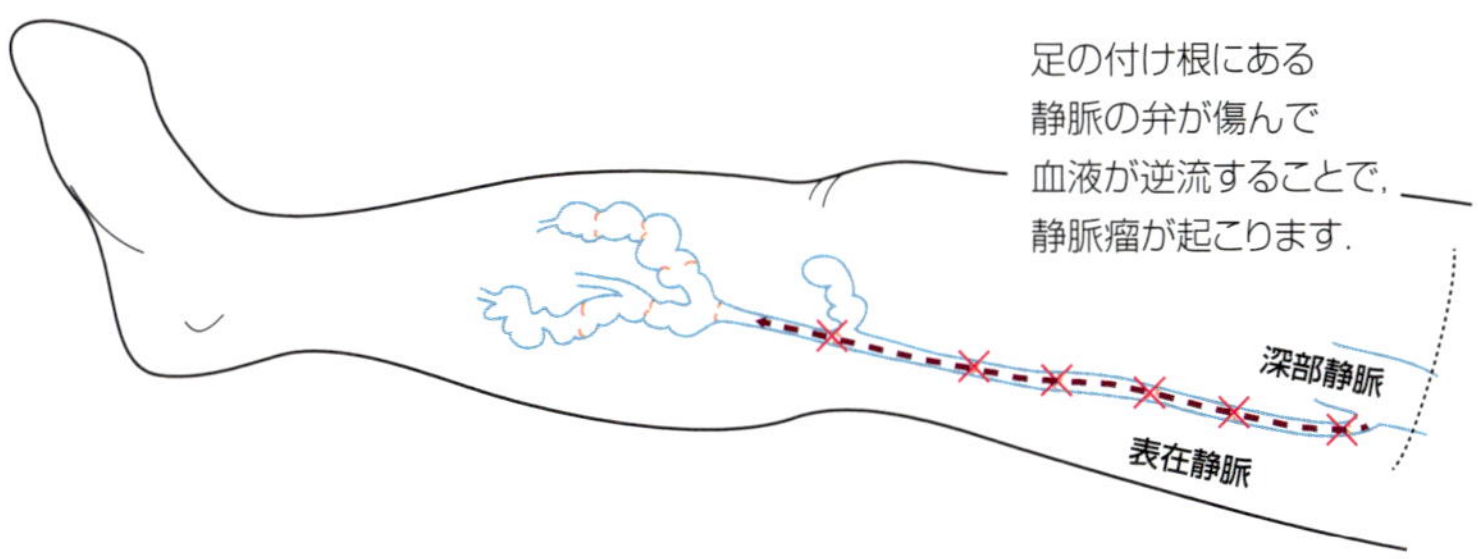
足の付け根にある
静脈の弁が傷んで
血液が逆流することで，
静脈瘤が起こります．
深部静脈
表在静脈

っています。そういう意味では、二本足で生活する人間であること自体が下肢静脈瘤になりやすい要因と言えるかもしれません。したがって、高齢者は立っている通算の時間が長いわけですから、それだけ静脈瘤の罹患率も高まるわけです。

さらに、遺伝的な要因があります。母親の静脈瘤がひどい場合、娘も受け継ぐことが多くあります。ということは、自分のお母さんに静脈瘤があって、自分も子供を二人以上産んでいて、しかも立ち仕事に従事していた方、そんな方が年齢を重ねると静脈瘤は高率に発生するということになります。「働き者のお母さん」には下肢静脈瘤がよくできるわけです。

ところで、イヌやゾウやキリンは静脈瘤にならないのでしょうか？　ばかばかしい質問かもしれませんが、私のところは動物病院ではないので、静脈瘤で困っているというイヌはもちろん来ません。でも、たぶん動物病院にも静脈瘤になったイヌは来ないと思います。そもそも静脈瘤になりにくいのです。それには二つ理由があると言われています。ひとつは、

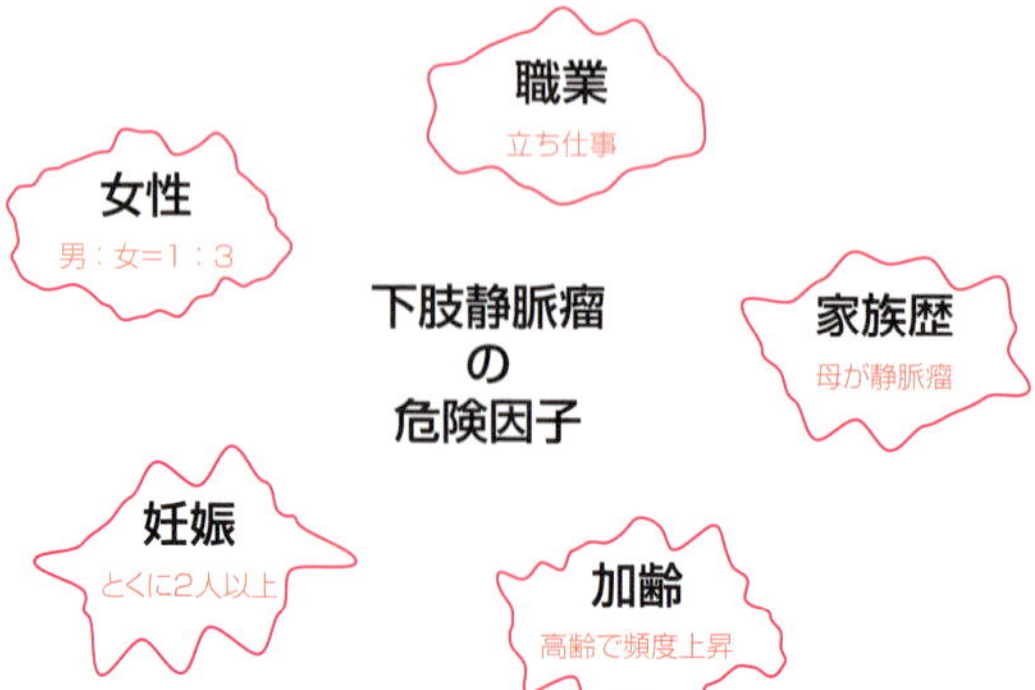
職業
立ち仕事
女性
男：女=1：3
下肢静脈瘤
の
危険因子
家族歴
母が静脈瘤
妊娠
とくに2人以上
加齢
高齢で頻度上昇

当てはまる条件が多い人ほど，静脈瘤になりやすいとされます．

▽四本足で歩いていること
もうひとつは、
▽皮膚がとても固くてしっかりしていること　です。

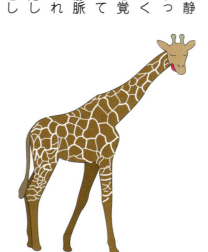

二足歩行の人間は重力の関係で足の静脈圧が高くなりやすく、静脈瘤には不利だと思われます。でも、キリンなどは人間よりもずっと足が長くて足に血が溜まりそうです。それでも静脈瘤になりにくいのは、固い皮膚のおかげと言われています。人間は二足歩行を覚えてからまだ数万年くらいにしかならないので、進化が追いついていないのかもしれません。下肢静脈瘤を放っておいて慢性的に静脈がうっ滞すると、足の皮膚が固くなるのは進化の過程なのかもしれません。だとすると、百万年くらい先の人間は、二足歩行に順応して、弾性ストッキングを穿いた時のように分厚い皮膚ですらりとした足になっているのでしょうか？

そんなことを想像するとおもしろいですね。

▼放っておいたらどうなるの？

「この静脈瘤、放っておいたらどうなるのですか？」

これは診察室で最もよく訊かれる質問のひとつです。これまた難問です。将来のことを占うわけですから、断言することはできません。

胃がんなら答えは簡単です。

放っておけば、腹膜や肝臓に転移して、命を落とします。

虫歯なら……どう答えましょうか？

放っておけば、虫歯がひどくなって、抜かなければならなくなります。


では、静脈瘤は、どうでしょうか？

下肢静脈瘤は自然に治ることはほとんどありません。若い方で陰部の静脈瘤に悩んでいた方が、閉経後に自然に楽になるということはありえますが、多くの静脈瘤は年齢を重ねると少しずつでも悪化していきます。ただし、どんどん進行して足を切り落とすような事態になることもありません。そういう意味では　放っておいても大きな心配はありません。もし、「どんどん進行して足を切り落とすことになるのが心配」ということで、治療をしてほしいというのであれば、「それは治療しなくてもいいですよ」と私は答えています。

静脈瘤がどんなにひどくなっても、まったく皮膚トラブルが起きない方もいます。つまり、症状のない静脈瘤は放っておいても一生問題が起きないことも多いのです。ただ、皮膚炎の兆候が現れていたら、その皮膚炎が進行したり、皮膚が茶色に変色したりする可能性が高くなります。これは静脈瘤の悪化を意味しています。この皮膚炎をさらに放っておくと、次第に範囲も広がり、もとに戻らなくなります。だから、皮膚トラブルが起こり始めていたら早期に治療をお勧めしています。

下肢静脈瘤って　なに？

下肢静脈瘤の病期の進行度は、C1（第一段階）からC6（第六段階）という形で表されます。

C1（第一段階） 細かい皮膚表面に近い静脈瘤です。大腿部にできることが多いのですが、足首の下の内側にもよくできます。

C2（第二段階） 静脈の膨らみが目立ってきた状態です。

C3（第三段階） 浮腫がひどくなった状態です。

C4（第四段階） 湿疹や皮膚の色が変わって皮膚病変が出ます。

C6（第六段階） 潰瘍（皮膚のただれ・欠損）がみられる状態で、潰瘍が治れば**C5（第五段階）**と判定されます。

このあとに各段階の写真を掲載します。少し、生々しいかもしれませんが、実際のところをわかっていただくには、これが近道だと思います。

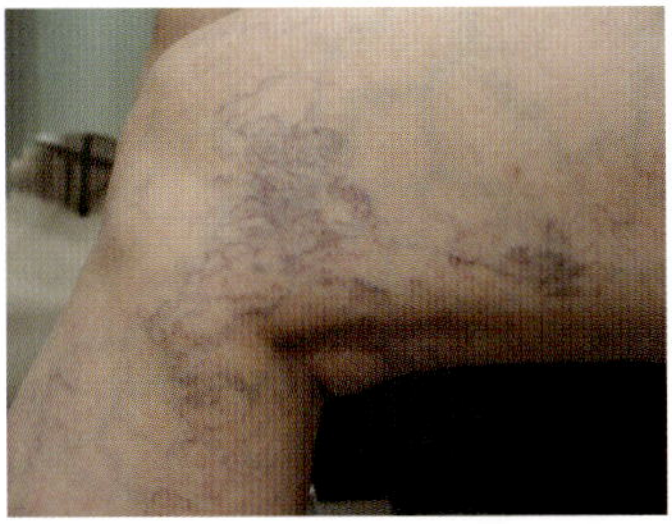

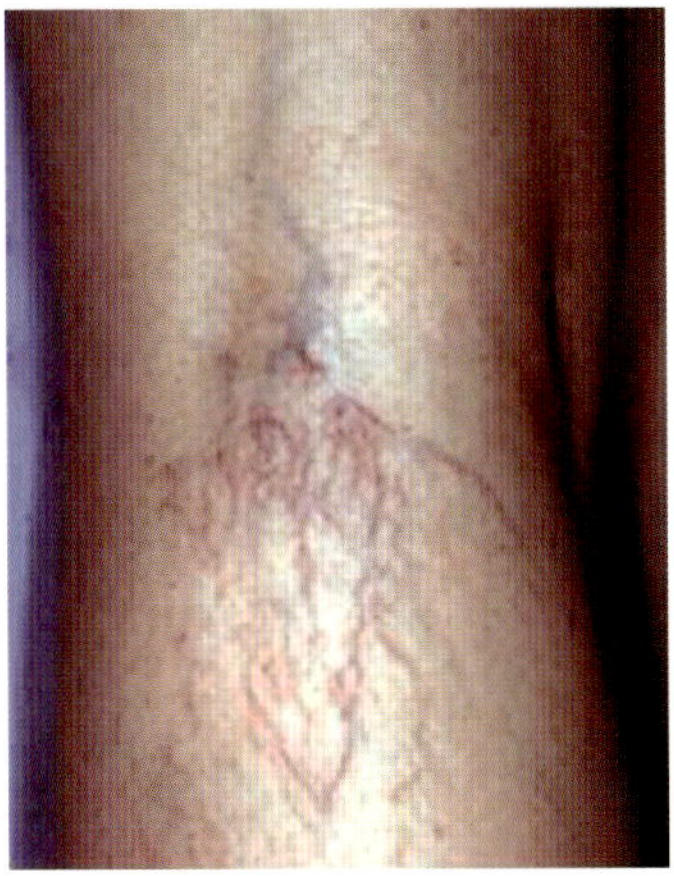

C1　細かい皮膚表面の静脈瘤

▶細く青い静脈の蛇行
▶極細の赤い静脈瘤

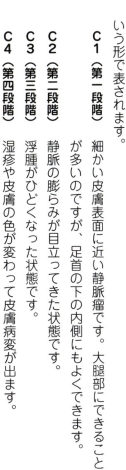

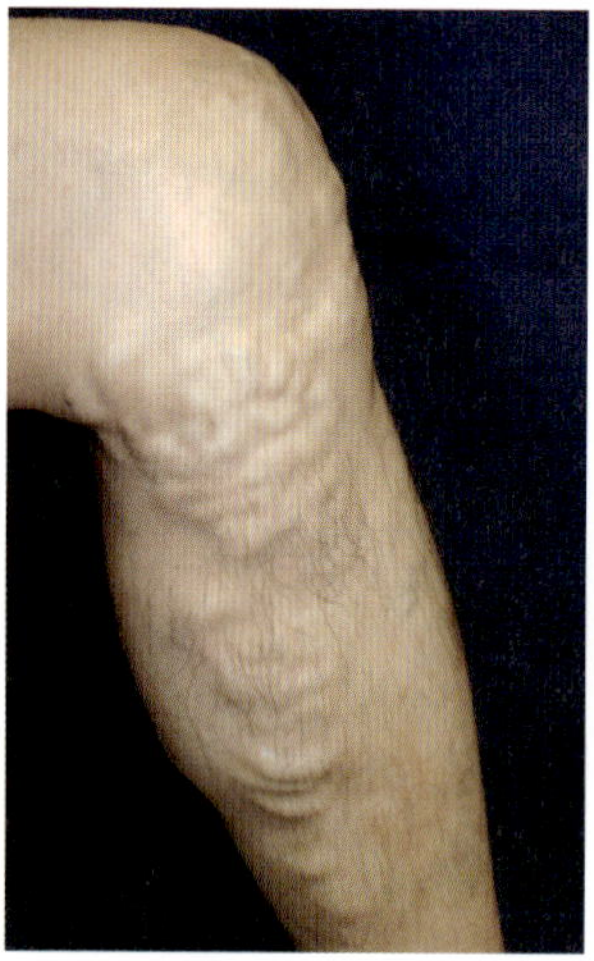
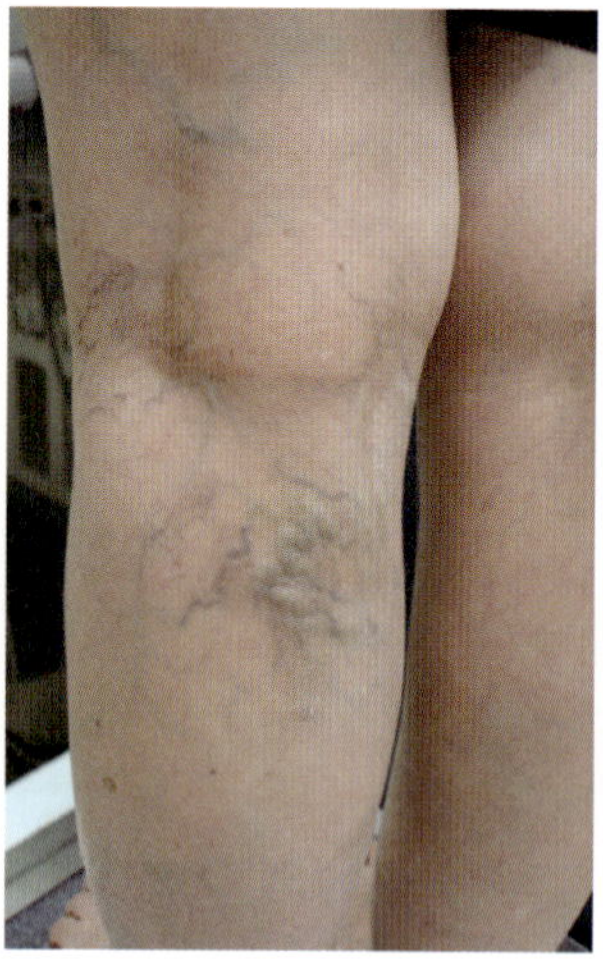
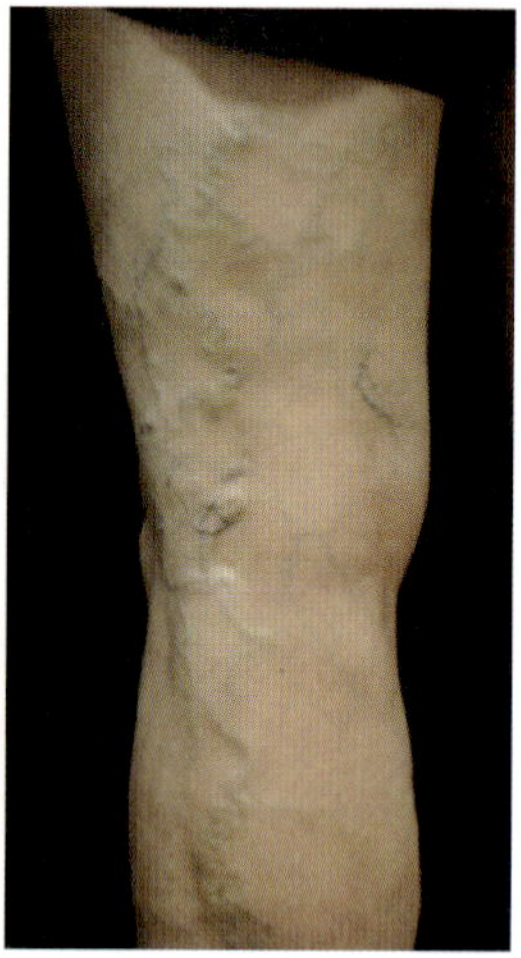

C2　静脈の膨らみが目立ってきた状態

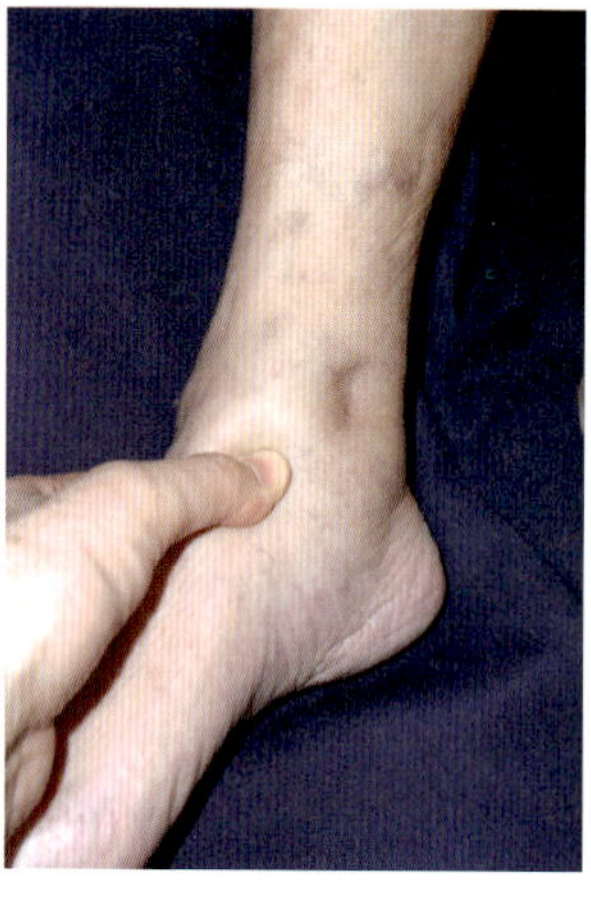

C3　静脈瘤が原因で，浮腫がひどくなってきた状態

C5　潰瘍が治癒（瘢痕化）した状態

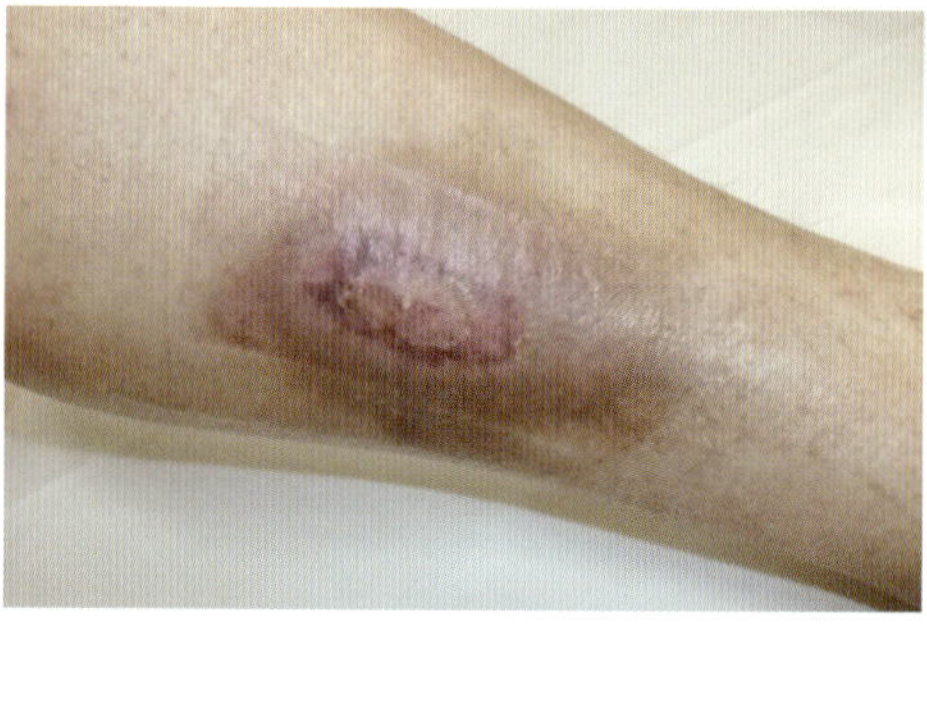

下肢静脈瘤って　なに？

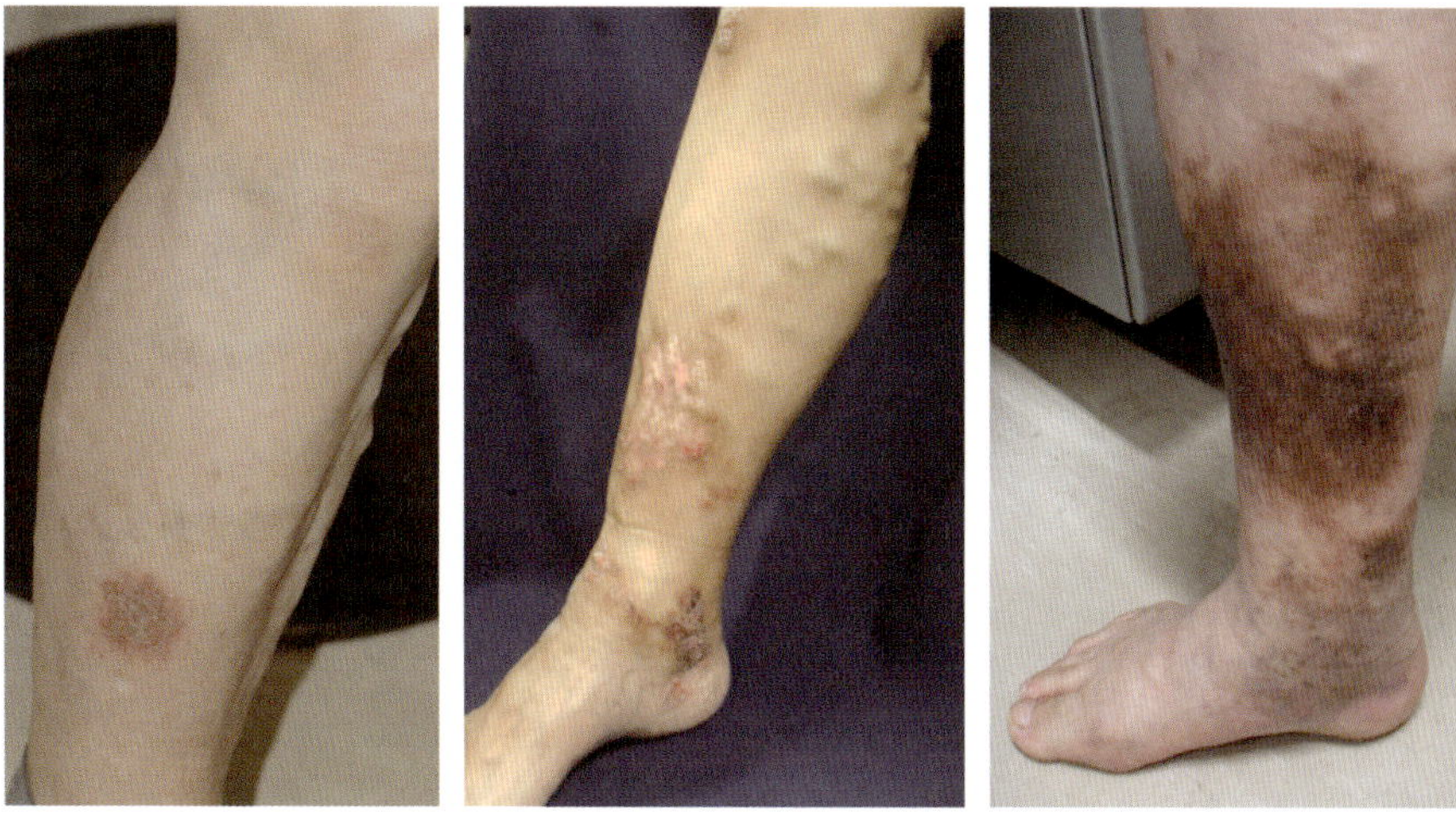

C4　色素沈着．すねやふくらはぎの皮膚の色が茶色に変色している．

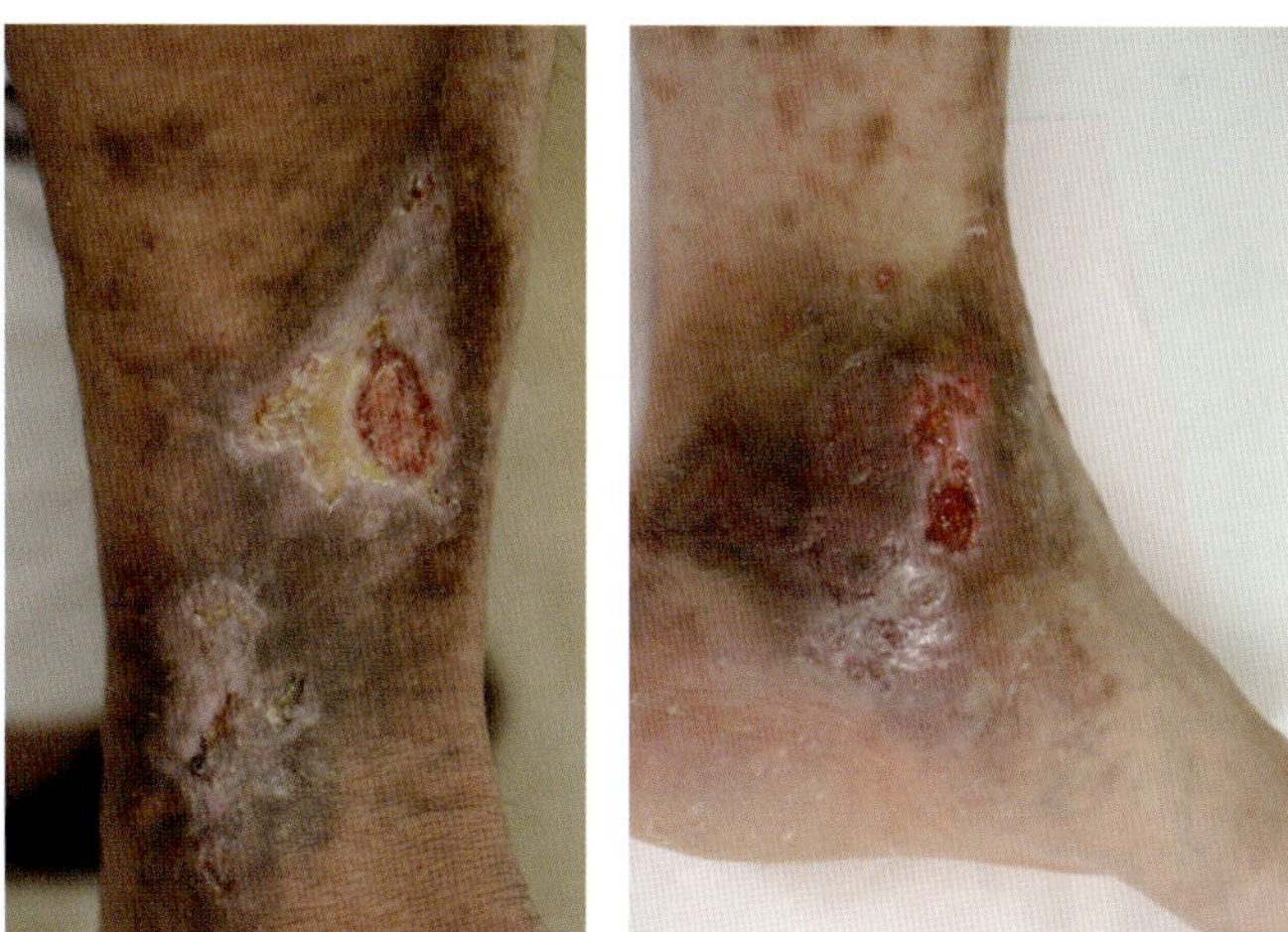

C6　潰瘍形成：足の傷が治らない状態

▼下肢静脈瘤を治療した方がいいのは、どんな場合でしょう？

下肢静脈瘤は、治療した方がいい場合が多いというのが実感です。症状が強い人ほど治療した方がいいのは間違いありません。それから、膝が痛い人にも治療を受けることをお勧めします。

病期でいえば、**C4（第四段階）以上**の方には積極的に治療をお勧めします。**C1（第一段階）～C3（第三段階）**では、うっ滞症状があるかないかで治療方法を決めます。症状がない方は通常、治療をしなくてもいいと思いますが、症状がまったくなくても、治療をお勧めする例外的な場合があります。それは、年齢が七〇歳前後の方です。

七〇歳に近づくと、急に筋肉が衰えてくることが多いようです。すると、これまであまり気にしていなかった静脈瘤が妙に重く感じられます。ご自分では、その原因が静脈瘤なのかどうかわからないけれど、最近、買い物に行くのが少し億劫になったということはないでしょうか？　足が重くてついすり足になってはいませんか？　お孫さんと一緒にピクニックに行っても、あるいは遊園地へ行って走り回るお孫さんを追いかけようにも、なんだか足がついていかない……やっぱり年だろうか……と思って悲観することも多くなるかもしれません。

七〇歳に近づいて、もし足にひどい静脈瘤がある方には、私は積極的な治療をお勧めしています。あまり症状がないと思っていても、治療を受けた後に足がとても軽くなったと感じることが多いからです。これまでの経験から、治療によって劇的によくなる患者さんをたくさん見ているので、治療を勧めたくなるのです。

▼まちがった「常識」「報道」――深部静脈血栓症・肺血栓症の話

時々、マスコミやお友達が「血栓症（深部静脈血栓症）」の話であなたを脅すことがあります。たとえば、

「下肢静脈瘤を放っておくと、血が固まって脳の血管が詰まる怖れがある。だから、早く手術した方がいい」という理論。

これは　間違っています！　下肢静脈瘤と深部静脈血栓症は別の病気なのです。下肢静脈瘤を放っておくとしばしば肺梗塞*になる―というのは疑問です。ましてや、「脳梗塞*になる危険がある」というのはあまりにも思考が飛躍しています。もし仮に、肺へ血液を送る動脈に血栓が流れ込んだとしても、その血栓が、たまたま右心房と左心房の間に生まれつきあった穴（心房中隔欠損症という先天異常のひとつです）を通って、脳へ血液を送る動脈に流れて行って脳の血管が詰まるというのは、きわめて確率の低いことなのです。

*：肺梗塞（はいこうそく）下肢の静脈にできた血栓が肺動脈に流れてこれを詰まらせた結果、肺の一部が壊死した状態.

*：脳梗塞（のうこうそく）多くは心臓や頸動脈などにできた血栓が脳動脈に詰まった結果、脳の一部が壊死した状態.

それから「下肢静脈瘤を放っておくと血が固まって足を切断することもある」というのも嘘です。心配するだけ損です。

ところで、下肢の「深部静脈血栓症」という病気ですが、これは重要な下肢筋肉内の太い静脈が詰まってしまうことで起こります。足が真っ赤に腫れたりします（下の写真）。脳梗塞などで長期に療養されている方、癌の治療のために開腹手術を受けた方など、寝たきり状態が長く続くことにより、足の筋肉の周囲や内部にある静脈に血栓ができて発症します。その血栓が肺へ血液を送る動脈に流れると、肺血栓塞栓症から肺梗塞が起こる原因になります。だから、「深部静脈血栓症」と「肺血栓塞栓症」は密接な関係にあります。場合によっては、生死に係わることもあります。

震災などで長期に窮屈な避難所生活をしたり、飛行機の長時間旅行で足を動かさなかったときなどにみられる「エコノミー症候群」「旅行者症候群」も同じ病気です。

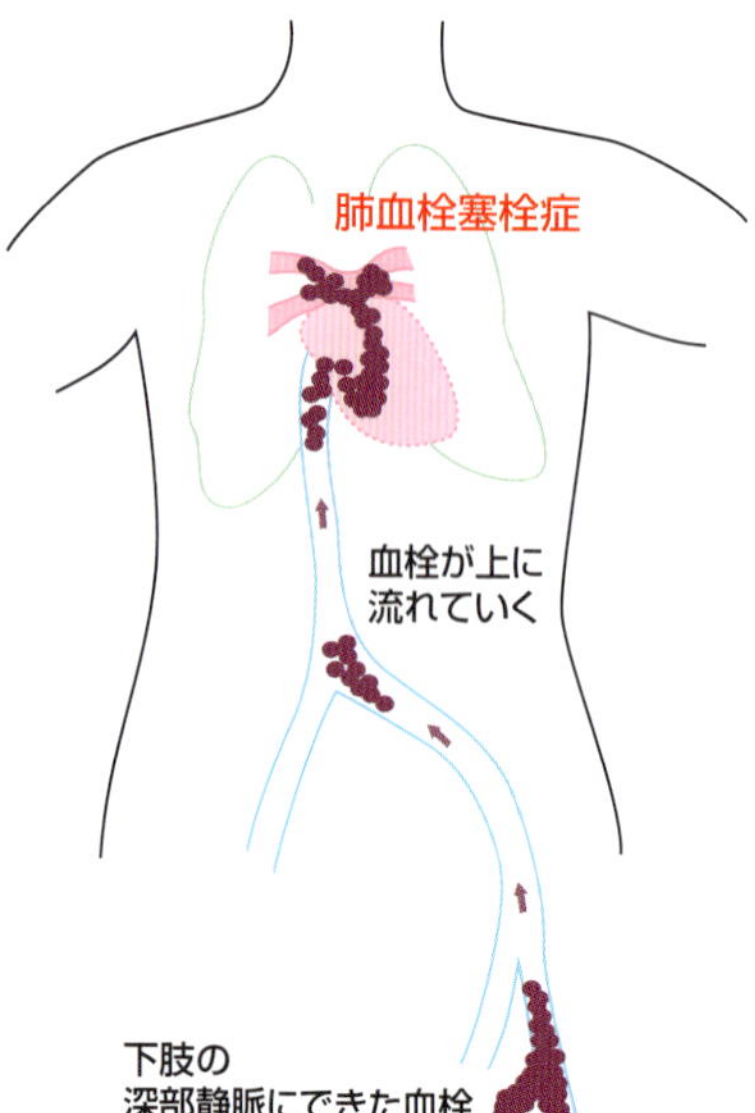

肺血栓塞栓症：深部静脈にできた血栓が肺動脈に詰まったものです．

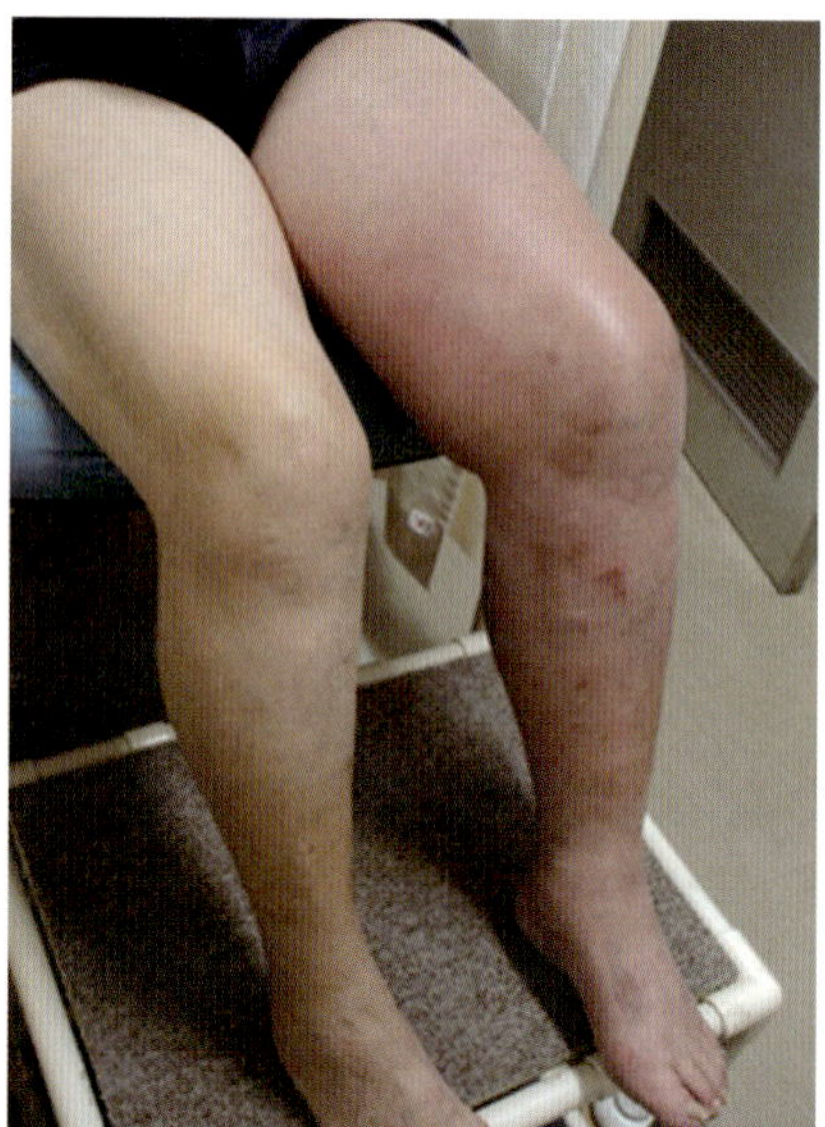

深部静脈血栓症：左下肢が赤くなってひどく腫れています．太い静脈が詰まって流れなくなった結果です．

下肢静脈瘤を放っておいたのが原因で脳梗塞には、まずなりません。逆に、稀ではありますが、下肢静脈瘤の手術（ストリッピング術や血管内治療）を受けたあとで、深部静脈血栓症を発症することがあります。手術を受けると、人間の血液は固まろうとする働きが強くなりますが、その機能が働きすぎると血管の中で血が固まってしまうことがあるのです。一％以下の頻度の低い合併症とされていますが、手術というのはそういう危険も含んでいるのです。ですから、症状のまったくない方に目的のない無意味な手術をするのは避けた方がいいのです。

ストリッピング術や血管内治療など、具体的な治療方法についてはあとで詳しくお話しします（第４章62頁）。

▼下肢静脈瘤を治療するのは何のため？

下肢静脈瘤の本質について長々とお話してきましたが、ここで、下肢静脈瘤を治療する目的について、私がいつも患者さんにお話ししていることをまとめてみます。

下肢静脈瘤の治療の目的は、足がだるい、むくむ、かゆいなどのうっ滞症状を治すことです。うっ滞症状から生じる膝や腰の負担を軽減する意味もあります。皮膚炎を治す意味もあります。

もちろん、単に美容上の理由で治療を望まれる場合もあるでしょう。足がきれいになることで気持ちが前向きになるなら、それはそれで立派な治療目的ではあります。

けっして

「将来的に肺血栓症になって死ぬのを予防する」

ことではなく、

「放っておいて破裂したり、足を切断しなければいけなくなったりしないように予防する」

ためでもありません。

とくに強調したいのは、下肢静脈瘤の治療は、症状がひどい人、困っている人ほど劇的にその効果がみられ、症状の少ない人にはあまり恩恵が感じられないことです。治療を受ける際にはぜひ、目的を持って受けることをお勧めします。そして、医師の立場から言うならば、最も手術を受けていただきたい方は、「うっ滞症状」のある方です。

次の章では、この**「うっ滞症状」**とは何かを詳しく説明します。

第2章

下肢静脈瘤の症状って どんなの?

下肢静脈瘤の治療をするかどうかの判断は、**うっ滞症状**があるかないかで決まります。下肢静脈瘤で初診の患者さんが診察室に入って来られると、真っ先に私は、

「いま、どんな症状がありますか？」

と、お訊きするようにしています。

実は、あらかじめ患者さんには待ち時間の間に「問診票」をお渡しして、症状に○を付ける方法で回答してもらっているので、それを見れば患者さんがどんな症状をお持ちか、おおよその見当はつきます。それでも、あえて「どんな症状がありますか？」と直接お訊きするのは、静脈瘤の症状は実にいろいろで、○×式の回答だけでは、なかなか言い表しにくいことが多いからです。

お話を聞いてみると、いろいろなパターンがあるのがわかります。

「最近、足が重い。とくに夕方はよく腫れている」

「風呂からあがると、足がかゆくて仕方がない」

「こむら返りがよく朝方に起こる」

「昔から気になっているけど、もう年だから諦めている。手術は迷っている」

「最近、テレビで静脈瘤の話題が多いから心配になってきた」

「レーザーに興味があって来てみた」

「かかりつけの先生に、血栓ができたら死ぬと言われた」

などなど。

33　下肢静脈瘤の症状って　どんなの？

ところで、患者さんが「手術しないといけないんですか？」と質問されるとき、その意味はどうも二つあるようです。ひとつは

▽切らないで治す方法はないのか？——なんとか痛みもなく治療ができないだろうかということですね。もうひとつは、

▽そもそも静脈瘤はいま治さなきゃいけないのか？——治療をしないで放っておくわけにはいかないのだろうか、という疑問です。

最初の質問に対して、今は「痛みもなく治療することができます」と答えています。

二番目の質問については、とにかく「今、困っている症状があるのなら、静脈瘤の治療を受けた方がいいですよ」とお答えしています。

今、どんな症状があるか、次の中から選んでみてください。もし、その症状についての答えに早くたどり着きたかったら、その症状について説明してある頁（矢印の先に頁数を書いておきます）に飛んで先を読むといいでしょう。

▼足が疲れやすい……………→34頁
▼見た目が悪い……………→36頁
▼立っていると足が棒になる・足が腫れる・むくむ……………→37頁
▼こむらがえり（足がつる）……………→39頁
▼かゆい……………→41頁
▼熱感がある・冷え症である……………→42頁
▼生理のときに痛い……………→43頁

下に示した図は、下肢静脈瘤四三一人の症状を問診票で調査したものです。どのような症状でみなさんが困っているかがよくわかると思います。

では、症状を一つずつ見ていきましょう。

▼足が疲れやすい

代表的な下肢静脈瘤の症状です。ちなみに最近受診された問診の集計でも、やはり一番多い症状が「足の疲労感」で、七〇％以上の方が訴えられました。

いわゆる「足がだるい」という感覚ですね。足がだるいのは、足の筋肉がだるいということです。だんだん年を取ってくると足がだるくなるのは自然なことです。ではなぜ、静脈瘤だと足の筋肉が余計に疲れるのでしょうか？

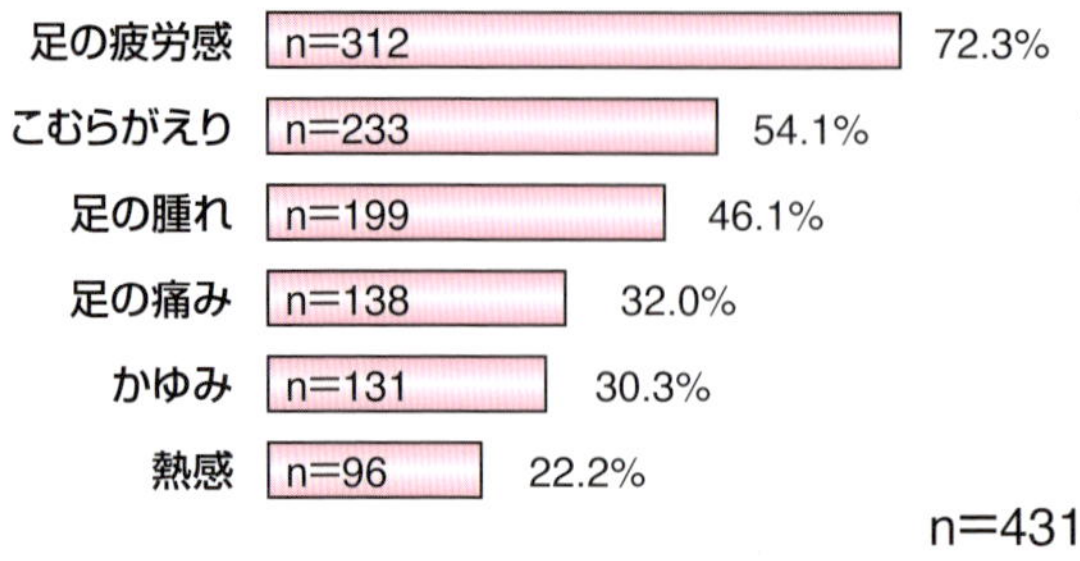

下肢静脈瘤を持った方431人の問診票を集計・分析したところ，『足の疲労感』や『こむらがえり』といった症状が多いことがわかりました．

35　下肢静脈瘤の症状って　どんなの？

下肢静脈瘤は足にうっ血が起こる病気です。目に見えているのは皮膚の上へ浮き出て見える静脈だけですが、実は筋肉内の静脈にも多くの静脈血が溜まっています。うっ血した血液を心臓まで押し上げる仕事には、足の三頭筋という筋肉が重要な役目を果たしていますが、静脈瘤があるとその効率がとても悪くなります。せっかく押し上げた血液がすぐ戻ってくるからです。三頭筋にとって重労働になるのです。

その結果、足の筋肉は慢性的に疲労します。だるい・疲れたと感じるのはそのせいです。とくに立ったままの仕事の多い方は疲れやすいですが、座ったままの仕事でも足に疲労感を感じる方が多いようです。この場合、ふくらはぎのマッサージも効果がありますが、ストレッチや足首の曲げ伸ばしなど体重がかからない運動で筋肉を収縮させるといいでしょう。筋肉内に溜まった血液が手ぬぐいをしぼるように絞り出されることで、足が軽く感じられると同時に心臓に還る血液が増えて全身の血流改善にもつながります。

下肢静脈瘤に伴う足の疲労感は、先ほどの集計の四三一人中三一二人の方が訴えられましたが、その三一二人のうち実に九一％の方（二八四人）が「術前より改善した」と答えていらっしゃいます。この結果からみれば、**足の疲労感を伴う場合は、下肢静脈瘤の治療を受けた方がいいと結論できます。**

▼見た目が悪い

「見た目が悪い」と思うのは、下肢静脈瘤の重要な症状の一つです。見かけが悪いことを気にするあまり、活動性が落ちることがあるからです。足を人前に出せないという理由で外出や旅行をためらったり、暑いのにいつもズボン姿だったり、何かと気持ちが消極的になるものです。

見た目が気になるとおっしゃる方で、治療をして精神的にとても元気になられた方を数えきれないほど拝見しています。とくに女性は足がきれいになると気分が晴れて活動性が上がる方が多いようですね。

最近、「見た目が悪い」という理由で治療に踏み切られる方が多いのには、治療が楽になったことが大きく影響しています。従来のストリッピング（別名：静脈抜去法）という治療法は、最低でも三センチ程度のメスを入れないとできない手術でしたし、第一、「静脈を抜去する（引っこ抜く）」というのは聞いただけでも敬遠したい手術法でした。今は、カテーテルによる治療（あとで説明するレーザーや高周波治療）や注射だけの治療などが進歩して、すべて五ミリ以下の小さい傷だけで治療できるようになったため、敷居が低くなっ

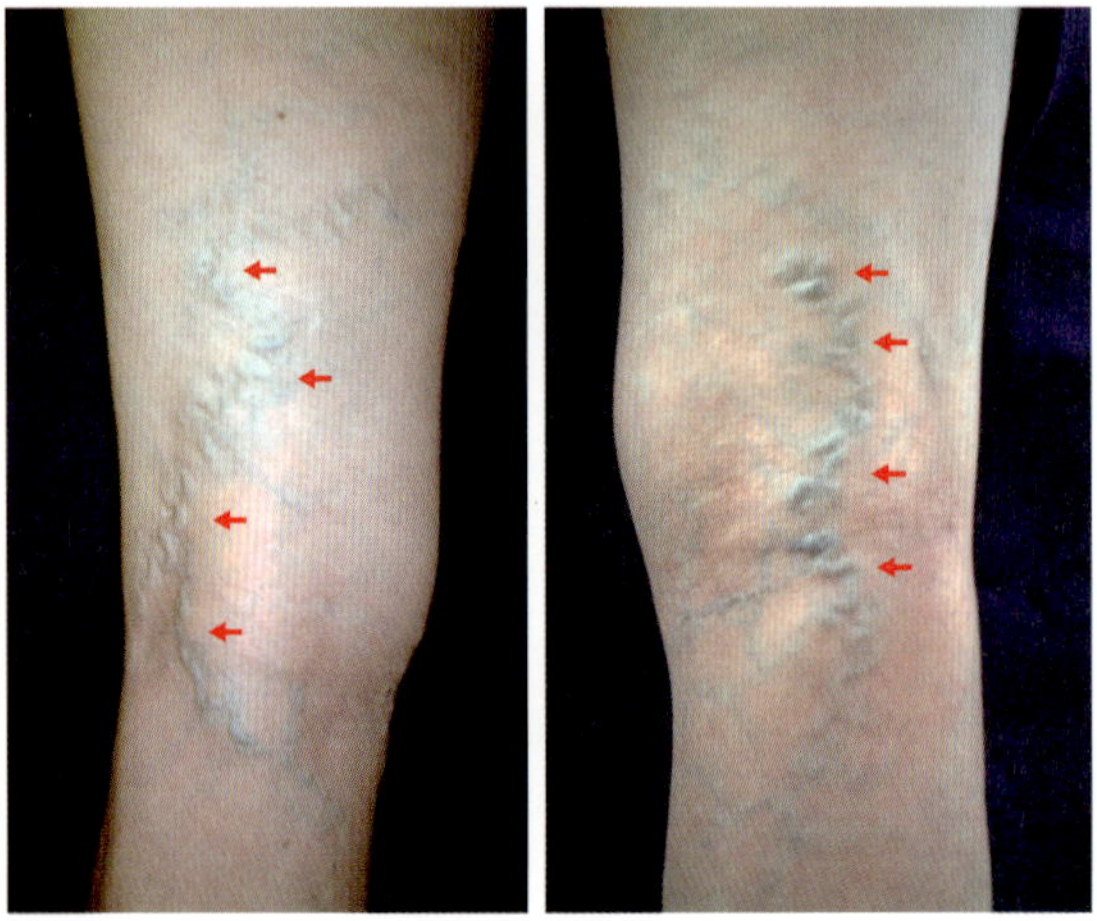

静脈瘤が目立つのが気になるのは「症状」の一つですが，これを「うっ滞症状」とは言いません．

たと考えられます。カテーテル治療は二〇一四年に機器がバージョンアップし、確立された治療法になりました。痛みの少ない治療法が確立することで、それまで「見た目が悪い」だけでは……と、ためらわれていた方も治療を受けられるようになったのです。

ただし、「見た目が悪い」という理由だけで、すべての人が治療を受けるべきではありません。ほんの少しでもメスを入れ、麻酔薬も使う以上、これに伴う合併症がまったくないという保証はないからです。治療を受けることのメリット・デメリットを十分に理解した上で判断するべきです。

▼立っていると足が棒になる・足が腫れる・むくむ

足が腫れる・むくむという症状は、下肢静脈瘤の病状が少し進んだ状態とされています。23～25頁でお見せした臨床病期でいうと、むくんだ状態は第三段階（C3）に相当します。靴下のあとがくっきり残ったり、皮膚を押さえるとしばらく凹んで元に戻らなかったりするのが、むくみの証拠です。

「足が疲れやすい」のと同じで、静脈瘤がある方の足には表面の静脈瘤だけでなく、筋肉内の静脈も膨らんで血がたくさん溜まっています。これが長年にわたって続くと静脈圧が高くなり、ついにはリンパ液の流れも悪くなります。そして慢性的なむくみが出てくるのです。

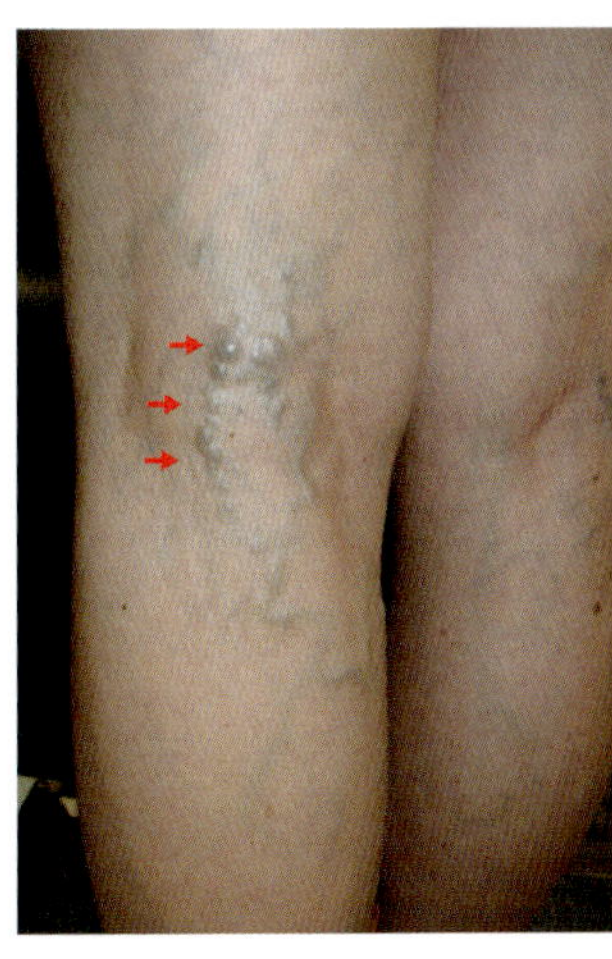

膝の裏側の静脈瘤が気になる方も多いようです．

静脈瘤が外からは目立たないけれど、足がむくみやすいという方のなかには、超音波で検査すると静脈瘤の方と同様に静脈の流れが悪くなっていて、うっ血を起こしていることがよくあります。その場合には、治療を受けた方がいいと思われます。

足のむくみには、マッサージがよく効きます。夜寝る前にむくみをとるマッサージをすれば気持ちがいいですね。むくみのマッサージはむやみに力を入れて揉むのではなく、方向性を持って揉むのがいいでしょう。ふくらはぎを下から上に心臓に向かって優しく撫でる方法です。これによって、昼間のうちに下がった血液が心臓に戻り、むくみも改善します。

もう一つ、下肢静脈瘤に伴うむくみには弾性ストッキングが効果を発揮します。弾性ストッキングとは、足首のところが強い圧で締り、上に行くほど少しずつ圧が下がるように設計された着圧ストッキングのことです。圧の比較的弱いものは一般の薬局・薬店でも売っていますが、一定以上強い圧力のものが必要なときは病院やクリニックに相談してください。弾性ストッキングについては別の項でまた説明します。

「足の腫れ」は、先の四三二人の調査では四六％（一九九人）にみられました。そのうち、術後に「改善した」と答えられた方は八九％（一七八人）でした。これも、かなりいい成績だと思いますので、**足の腫れを感じる方は、下肢静脈瘤の治療を受けることを決心してもいいと思います。**

高年齢者の方は、足のむくみ・腫れにとても敏感のようです。筋肉が痩せてくると足のむくみが歩行困難に通じるので、治療ができるものなら治療した方がいいでしょう。ただし、高齢者で足が腫れる原因はほかにもたくさんあって、静脈瘤が主因になっていることはむしろ少ないと言えます。

さて、腫れる原因として、もし下肢静脈瘤が主因として疑われた場合、高齢者に特にやさしい治療法は、やはり新しいレーザーや高周波治療です。メスが入ることがなく、術後の疼痛も少ないので、高齢者にはとても向いている治療法だと思います。抗血栓療法（血をサラサラにする薬を服用）中でも治療は受けられます。高齢者だということで諦めることなく、血管外科に相談されるといいでしょう。八五歳以上であっても、浮腫の主因が下肢静脈瘤なら、血管内治療によって浮腫が取れ、歩行もスムーズになったという例はたくさんあります。

▼こむらがえり（足がつる）

こむらがえりというのは、激しい運動をしたときに足がつるのと同じ筋肉の痙攣ですが、夜寝ているときや、早朝に目が覚めたときに起こるのが特徴的です。日頃から鍛えている世界的なサッカー選手でも、ワールドカップのよう

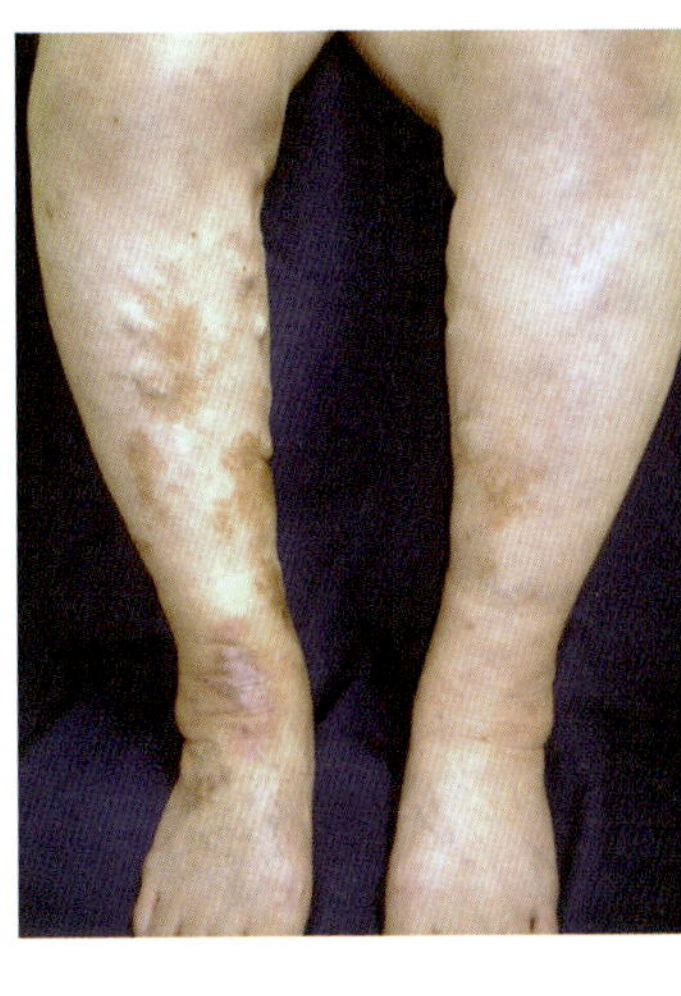

高齢者によく見られる足のむくみ（腫脹）と皮膚炎

な大舞台で激しい試合をすると足がつることがあるようですが、不思議なことに下肢静脈瘤を持っている方は、スポーツなど何もしないのに早朝になると足がつって、そのために目が覚める方もおられます。

こむらがえりは足が疲れたときに起こるのは間違いないようです。こむらがえりが起こりやすい足は健康とは言えません。下肢静脈瘤というのは思いのほか足の筋肉の負担になっているのです。先の調査で、治療前に「こむらがえり」を訴えたのは二三三人でしたが、治療後に「こむらがえりが起こりにくくなった」と答えた方はそのうちの八八％（二〇五人）でした。下肢静脈瘤がこむらがえりの原因になっていることがうかがわれます。したがって、**静脈瘤がある方でこむらがえりが頻回に起こる方も、治療を受けられることをお勧めします。**

実に不思議なことに、表面の小さな静脈瘤に硬化療法＊（注射療法）をしただけでも、こむらがえりが消失することがあります。理由はよくわかりません。だから、静脈瘤があまり大したことがなくても、こむらがえりが頻繁に起こる方には、治療をお勧めしています。あとで説明する硬化療法も一度試してみるといいと思います。

こむらがえりの予防や治療にもマッサージがよく効きます。筋肉の中に老廃物をたくさん持った静脈血がうっ滞している状況は不健康だと言えます。だから、マッサージをしてうっ血を取ることはとても大切なのです。

＊：硬化療法（こうかりょうほう）切開手術をしない治療法のひとつです．第４章の治療のところで少し詳しく説明します．

また、こむらがえりには漢方*がよく効くと言われます。明け方にこむらがえりがしょっちゅう起こって困る方は、この漢方薬を飲んでから眠ることで防げる可能性があります。また、発作が起こってから長時間こむらがえりが持続する方は、発作が起こった時に服用すると軽快すると言われています。

＊：芍薬甘草湯（しゃくやくかんぞうとう）

▼かゆい

「まさか、かゆいのが下肢静脈瘤のせいだとは思わなかった」という方も多いと思います。医師でも知らない場合があります。静脈瘤自体が目立っていない場合は、皮膚科に長い間かかっても治らないで、もしかしたらと血管外科を受診されて初めて、静脈の逆流が原因だとわかることがあります。

実は下肢静脈瘤に皮膚炎はつきものなのです。静脈の圧が上がることで皮膚の血流が悪くなる結果、皮膚炎が発生すると考えられます。また、一旦皮膚炎になると治りにくいのも特徴的です。慢性皮膚炎となり、皮膚が茶色に変色し硬くなっていきます。

湿疹ができる状態の臨床病期は、第四段階（C4）に相当します。けっこう進んだ状態と言えます。われわれの調査では、四三一人中一三一人が「かゆい」と答えていました。そして術後には、そのうちの八五％（一一二人）で改善が見られました。長い間かゆかった足が、治療後一夜にして劇的に治った症例をこれまでたくさん経験しています。

下肢静脈瘤が原因の皮膚炎は、治療によってかなり改善します。したがって、これも下肢静脈瘤の治療を決心するきっかけにしていいでしょう。

▼熱感がある・冷え症である

下肢静脈瘤がひどい方は、その静脈瘤の見える場所に手を当ててみてください。熱を持っているのがわかりますか？　これは血液が溜まっているので熱くなっているのですが、逆に足先には冷えが感じられることも少なくありません。

「熱感」は四三一人中九六人と、あまり多い症状ではありません。それでも、治療後にはそのうち八九％（八六人）の方が改善したと答えているので、治療によってよくなるのは事実のようです。

また、「冷え」は、静脈瘤の症状としては少ないように思えるのですが、四三一人のアンケートでは、術後に思いもかけず冷えが治ったと答えた方が、全体の一二～一三％おられました。治療をしてみて初めて気づく静脈瘤の症状です。

ただし、冷え性が下肢静脈瘤の治療によって必ず治るという保証はありません。したがって、冷えは積極的に治療を勧める動機にはなりません。それでもやってみようと思われる方は、チャレンジしてみてください。効果があることも稀ではありません。

43　下肢静脈瘤の症状って　どんなの？

▼生理のときに痛い

下肢静脈瘤には女性ホルモンが関係しています。だから生理周期に合わせて痛くなることがあります。普通の下肢静脈瘤でもこのような症状がみられることがありますが、とくに顕著なのは卵巣静脈から発生した女性特有の静脈瘤です。このタイプの静脈瘤は、大腿部（ふともも）の内側から、後ろに回り、ちょうど椅子に座る部分（大腿後部）に症状が出ます。静脈瘤が目立つのもこの部分です。「骨盤うっ滞症候群」といって、婦人科的な症状と結びついている独特の静脈瘤です。また、妊娠中などは、外陰部に静脈瘤ができて悩まされることがあります。

妊娠中でなければ、この静脈瘤は治療ができます。後ほど説明する「硬化療法」がよく効くのです。とくに大腿部の後ろにある静脈瘤は、大掛かりな手術よりも「硬化療法」を応用すると簡単に治療できるケースが多いようです。内股の部分にできた静脈瘤も硬化療法がよく効きます。生理のたびに悩まされている方には、簡単で効果の高いとてもいい治療方法です。

ただ、血管外科専門医といっても、誰もがみんな静脈瘤治療のコツを知っているとは限りません。痛みに悩まされている方は、もしも、最初に相談した医療機関で治療が難しいと言われても諦めずに、静脈瘤の専門医を探して受診してみてください。

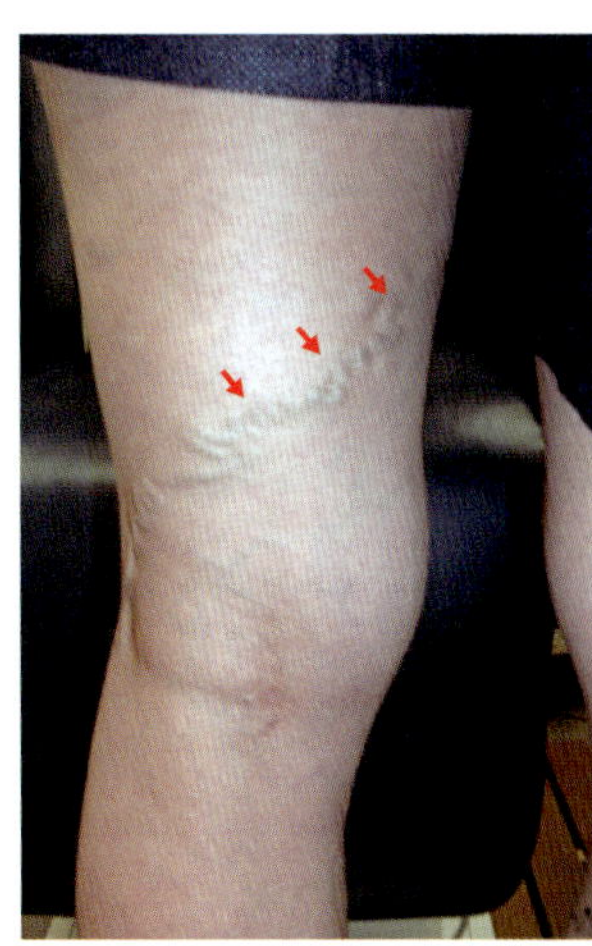

大腿部（ふともも）の後ろ側にできる静脈瘤は卵巣静脈につながっています.

妊娠中の静脈瘤については、残念ながら弾性ストッキングを履く以外に治療法がありません。手術や注射などの治療はできないのです。しかし、分娩すると症状が軽くなることがほとんどなので、もう少し頑張ってください。そうして、二人目、三人目はだんだん静脈瘤がひどくなることがあるので、落ち着いたら一度専門医に相談されるのがいいと思います。

▼膝が痛い・腰が痛い

あまり一般的には知られていないことですが、この本の「**はじめに**」のところに書いたように、下肢静脈瘤は膝に悪影響を与えていることが稀ではありません。膝が痛いときは、ふつうは整形外科を受診して、痛み止めの注射を打ったり、湿布をしたりするもので、血管外科にはお呼びがかかりません。ところが、下肢静脈瘤の治療で膝の痛みがなくなることがあるのです。

「そんな、ばかな」と思うかもしれません。膝の痛みが静脈瘤の治療で治ったと聞くと、多くの整形外科の先生たちは「そんなわけないだろう」とおっしゃるのではないでしょうか？　でも、「膝が楽になったんですよ」と話してくれる患者さんは決して稀ではないのです。いえ、むしろ日常茶飯事です。

ではどうして、静脈瘤を治したら膝関節が楽になるのでしょうか？　それは、下肢静脈瘤が膝のお荷物になっていたからです。

たとえば、左肘を傷めているときに、わざわざ重い買い物袋を左手に持つ人はいないでしょう。左手で持っていた荷物を右手に持ち替えたときには、当たり前の話ですが、左肘の痛みは楽になりますね。荷物さえ持たなかったら、傷めている左肘もそんなに痛くはないわけです。

静脈瘤を長年持っている方の膝は、いつも足に荷物を巻き付けて引きずっているようなものなのです。静脈瘤の治療は、その「荷物」をおろす効果があります。すると、膝の痛みが少なくなるのもうなずけるでしょう。膝の治療をしたわけではないのに、実際には膝の痛みが軽くなるのはそういう理由からです。これは、整形外科の医師にも、必ずしも広く知られていることではありません。だから、**変形性膝関節症と診断された方で、もしご自分の足を見て下肢静脈瘤があったら、静脈瘤の治療もぜひ積極的に検討してみてください**。静脈瘤を治療することによって、膝の負担が軽くなることがおおいに期待できます（われわれの調査では治療を受けた方の五人に一人が改善したと報告されました。この後に詳しくお話しします）。

ある患者さんの生の声です。

「外科に行ったら、膝の軟骨が欠けていると言われて、あっちこっちの医者で注射を打ったり、電気をかけたり、薬を飲んだりしたけれど、治らなかった。最後に行ったところで、静脈瘤の治療を勧められて手術を受けたら、すぐに楽になったんです。びっくりしました」

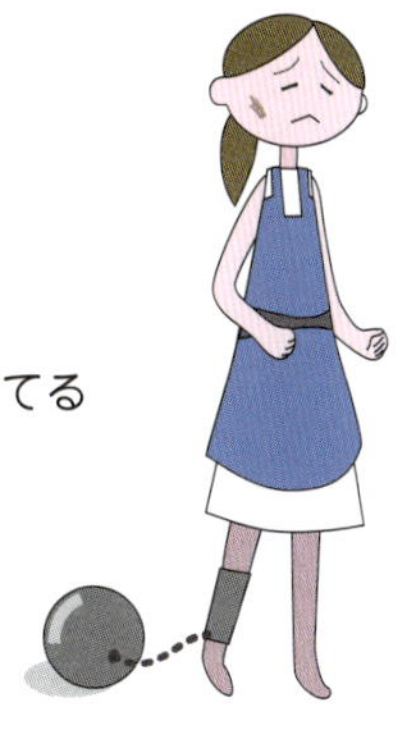

静脈瘤があると，まるで足かせをつけてるように重く感じることがあります．

実際に、どのくらいの人が、膝や腰の症状がよくなったと感じているのでしょうか？　先の四三一人を対象とした調査によると、治療を受けて一か月経ったときに問診をした結果、膝がよくなった方は全体の二〇％、腰がよくなった方も全体の数％おられました。これは術前にはあまり期待していなかった治療効果です。でも、買い物かごの理屈からいうとごく自然なことだとも言えるのです。

▼なんとなく違和感がある

下肢静脈瘤の症状は、とても主観的です。「なんとなく変」という症状はみなさんが持っているものかもしれません。膝のところでお話ししたように、下肢静脈瘤のある人は足に荷物をぶら下げて歩いているようなものです。だから、何か変と感じられるのは当然かもしれません。問題は、「なんとなく変」というだけで、治療を決心するかどうかの判断です。なんとか静脈瘤の重症度を測る装置はないものでしょうか？

そこで役に立つのが、空気容積脈波（ＡＰＧ）検査です（57頁参照）。足の静脈がどれほど「うっ血」しやすいかを測る検査です。これについては第3章で改めて触れますが、ざっと言うと、立った時に足にどれくらいのスピードで血が溜まるかを測定するものです。静脈瘤のひどい人は数字が高く出ます。静脈瘤の治療を受けると数字が劇的に下がるので、治療効果の目安になります。

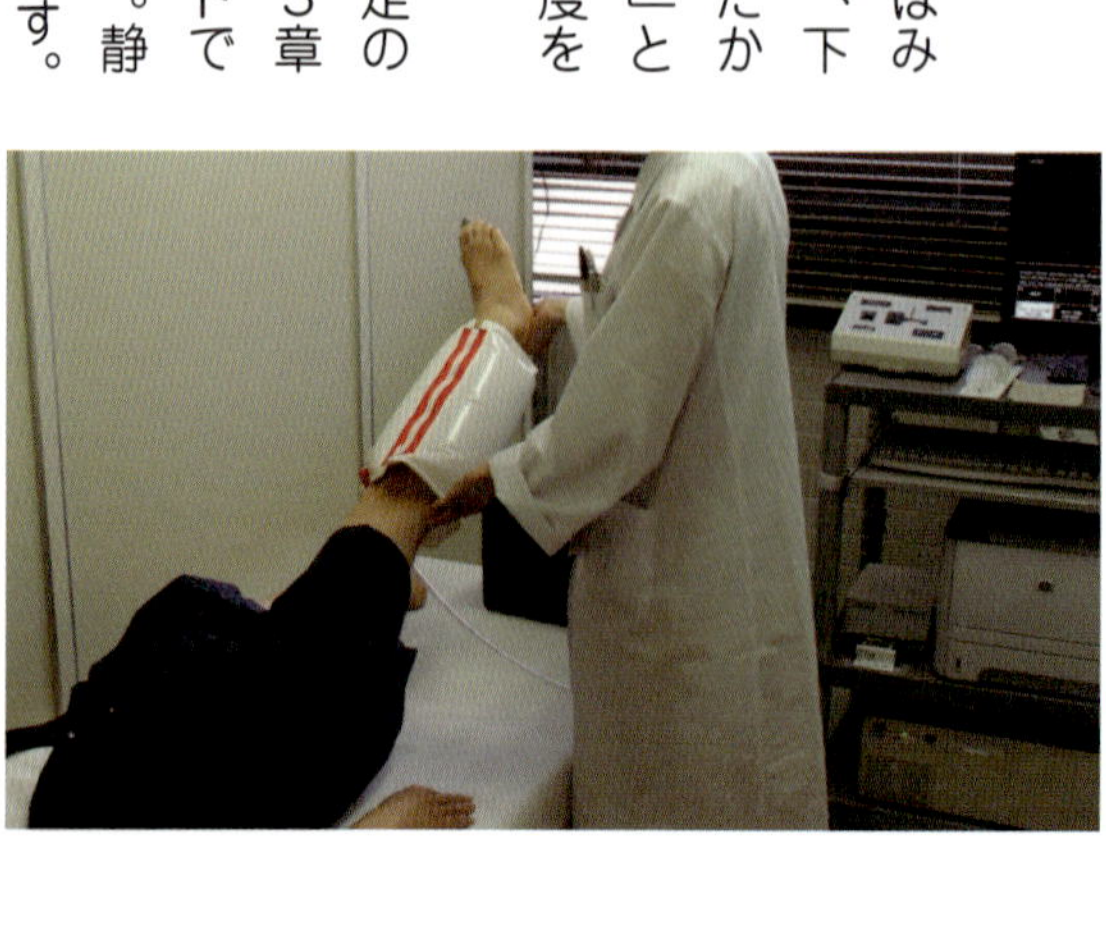

APG 検査をすると，静脈瘤の重症度が数値で表されます．

47　下肢静脈瘤の症状って　どんなの？

▼とくに症状がない方

比較的ひどい静脈瘤があっても「とくに痛くも痒くもない」と言われる方も多くおられます。そのような方に「なぜ外来に来られたのか」と訊ねると、かかりつけの医師やお知り合いに、手術を受けるよう勧められたとお答えになることが多いようです。このような方は治療の決心がついていないことが多く、たいていの場合、困惑しておられます。

結論から言うと、まったく症状がない方は治療を受ける必要はありません。少し静脈瘤があっても、症状がなくて日常生活にほとんど影響がなければ、治療する必要はないのです。将来が心配だからと言って治療をする必要もありません。ひどそうな静脈瘤を持った年輩の方が、なにごともなく普段の生活をされているのはよく見かける光景です。とくに困っていなければわざわざ手術室に入る心配をしなくていいのです。手術室に入るのは絶対いやだと思っている方――心配することはありません。静脈瘤は、上手に付き合っていけば一生困るような事態になることはありません。

静脈瘤の手術の成功率は極めて高いのですが、手術には合併症というものがありえますので、しない方がよかったという場合もあります。手術によって、新たに症状を作ってしまうことがあるのです。さまざまな治療法の合併症については、またあとでお話しします。

確かに、静脈瘤は基本的には自然に治ることはないし、高齢になるほど罹患率は高くなるので、放っておくとだんだんひどくなります。それでも、症状がなければ悩む必要はありません。何か症状が出てから手術をしても遅すぎるということはありません。

▼血栓が詰まるのが心配・突然死すると言われたので心配

第1章にも出てきた肺血栓症の話題です。繰り返しになりますが、大事なことなので、もう一度お話しします。

「放っておくと血栓ができて突然死する」と言われたので、とくに症状はないのに来院される方が多くいらっしゃいます。まったく症状もないのに「友達が、『静脈瘤があったら脳に血栓が飛んで、死ぬことがあるらしいよ』と言うので慌てて来ました」という方です。まったくおせっかいな友達を持ったものです。

普通の下肢静脈瘤が原因で、脳に血栓が飛んで死んだ人を私は見たことがありません。どうも、そのお友達は、脳（のう）梗塞と肺（はい）梗塞とを間違えたのだと思います（第1章　27頁脚注参照）。下肢静脈瘤だからと言って、肺梗塞で死ぬ危険があると心配する必要はほとんどありません。同じく、足の静脈瘤を放っておいたのが原因で足を切断したという話も、聞いたことがありません。

だから、静脈瘤の症状もないのに突然死の予防のために治療をすることはないのです。前にも言いましたが、『下肢静脈瘤』と肺血栓のもとになる『深部静脈血栓症』は違う病気です。また、下肢静脈瘤がある人が、これのない人の何倍も深部静脈血栓症になりやすいというわけでもありません。

▼急に静脈瘤のところが硬くなって押さえると痛くなった

昔から静脈が浮いていることには気づいていたけれど、最近静脈瘤のところが硬くなって押さえると痛みがあるというのは、静脈炎を起こしたからです。静脈瘤は基本的には痛みの少ない病気ですが、静脈炎を起こして、そこに血栓ができると痛くなります。これは、膿んでいるわけではなく、血栓が肺に飛んで死ぬわけでもないのであまり慌てることはありません。

病名は『(表在性) 血栓性静脈炎』といいます。筋肉の中の深い静脈に血栓ができたわけではないので、肺動脈に飛んでいく心配はありません。表在性の静脈血栓で肺塞栓を起こすことはほとんどないのです。

この血栓性静脈炎は、何も治療をしなくても数日後には痛みも自然に和らいできますが、困ったことにこの病気はあとで色素沈着を起こすので、皮膚の色が茶色になって見た目が悪くなります。これを機会に静脈瘤を治療する決心がついて外来を訪れる方は少なくありません。痛みが出てきたら、そろそろ静脈瘤の治療をしておこうと考えるのは間違いではありません。

▼血管に沿ってチクチク痛む・静脈瘤が破れて出血しないか心配

静脈瘤があると、静脈に沿ってチクチクと痛むことがときにあります。これも静脈炎です。ばい菌が入ったわけでもないのに、なぜ炎症を起こして痛むのか、よくわかっていませんが、慌てる症状ではありません。また、小さい静脈瘤が裂けて内出血すると、強く痛むことがあります。しかし、これも心配な症状ではありません。

静脈瘤が将来的に、裂けて大出血するのが心配だという方がおられますが、それもあまり心配することはありません。でも、たまにお風呂で出血し始めて、止め方がわからずお風呂から出てきて歩き回り、家中が血の海になったという話を聞きます。挙句の果てに救急車を呼ぶはめになり、そうなると冗談では済まされません。血を止めようとして、出血しているところより上側（心臓に近い方，つまり、足の付け根の方）を縛ったりしたら、よけいに出血がおさまらなくなってしまいます。

もしも、**静脈瘤から出血したら、足を挙げて寝ころぶに限ります。出血点を押さえていなくても足を高く挙げると出血は必ず止まります**。立った状態や座った状態のままでは、下肢の静脈の圧が高くなるので出血は止まりません。でも、足を心臓より高くすれば下肢の静脈圧はほとんどゼロになるのです。実際に出血することは稀ですが、覚えておいて損はない知識です。

▼肌の色が茶色に変色してきた

肌の色、とくにふくらはぎより下の方の色が、だんだん茶色になってくるのは下肢静脈瘤が進行したときの特徴です。このようになるとなかなか治りません。初めは少し湿疹ができた程度だったのが、次第にここにある写真のように真っ黒な皮膚になっていることがあります。とくに立ち仕事の男性に多いように思います。調理師さん、理容師さん、美容師さんなど立ち仕事の方は忙しいので病院に来ることも遅れがちで、皮膚の色が変色しているケースが多いようです。

足の色が真っ黒になったり、足の傷が治らなくなったりしてからでは少し遅いと思いますので、そうなりそうな兆候が出たら治療を受けた方がいいでしょう。

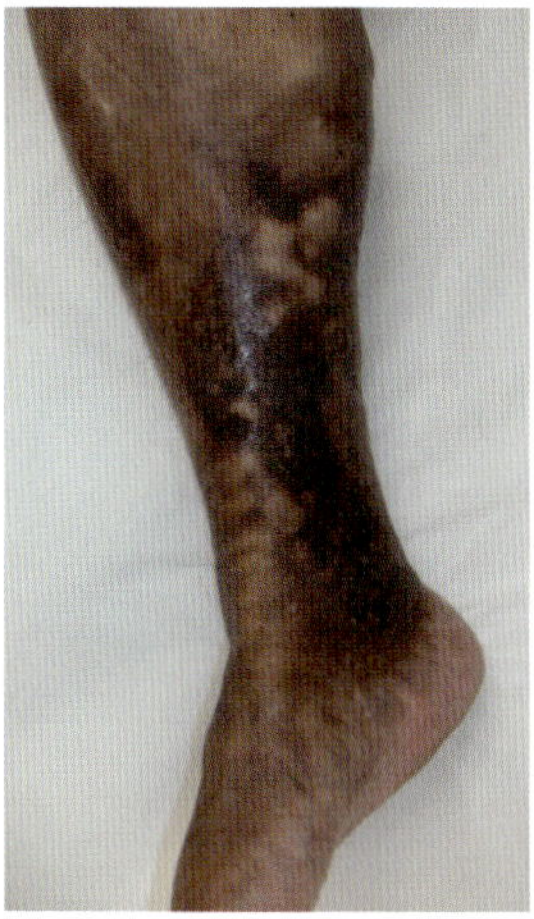

静脈瘤がほとんど見えなくなるほど，足の色が変色しています．

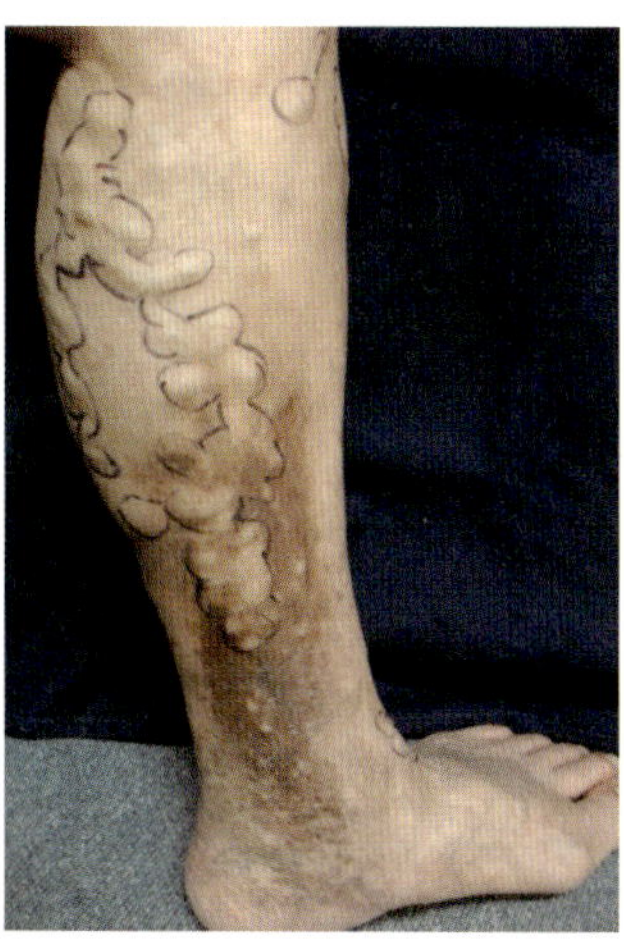

茶色のところと白いところがまだらになっています．

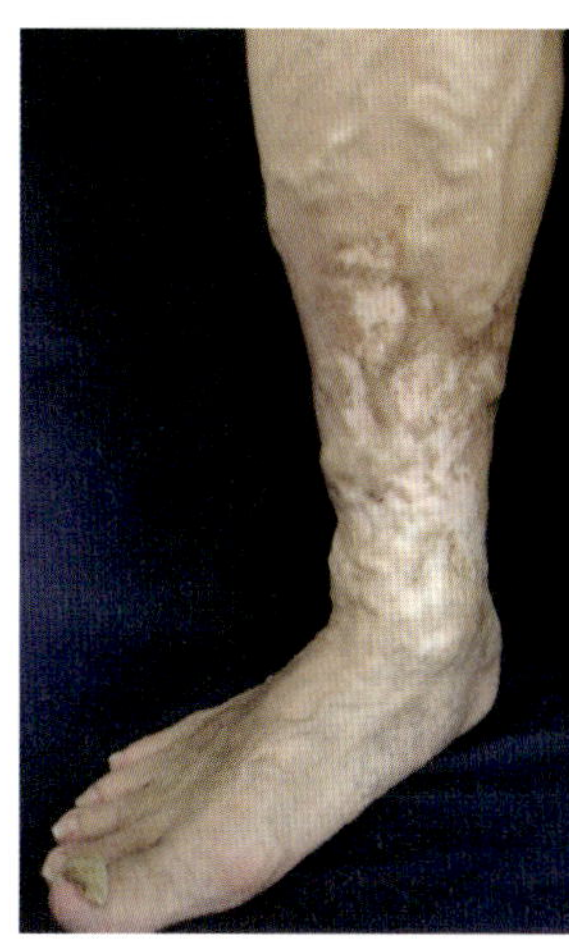

▼**傷ができて治りが悪い**

これはいけません。静脈瘤が原因で起こる傷は、非常に治りにくいのです。放っておくと傷がどんどん大きくなって深くなっていきます。治るのに何年もかかることがあります。知識がないばっかりにひどい目に遭う病気です。

静脈瘤が原因でできる傷は、『**うっ滞性潰瘍**』と呼ばれています。うっ滞性潰瘍は、下肢静脈瘤の第六段階ですから放っておいてはいけません。皮膚科に行って軟膏をもらって塗っても、それだけでは治りません。静脈のうっ滞を緩和するために、弾性包帯や弾性ストッキングで圧迫しなければいけないのです。傷のところを強い圧で締め付けるので、専門的な知識が必要です。静脈瘤も早く治療をして、うっ滞を防ぐ治療が必要です。

静脈瘤の正しい治療をして、弾性包帯や弾性ストッキングによる圧迫療法を行えば、ちゃんと治ります。下肢切断に及ぶことはありませんから、安心して血管外来（静脈瘤外来）に来てください。

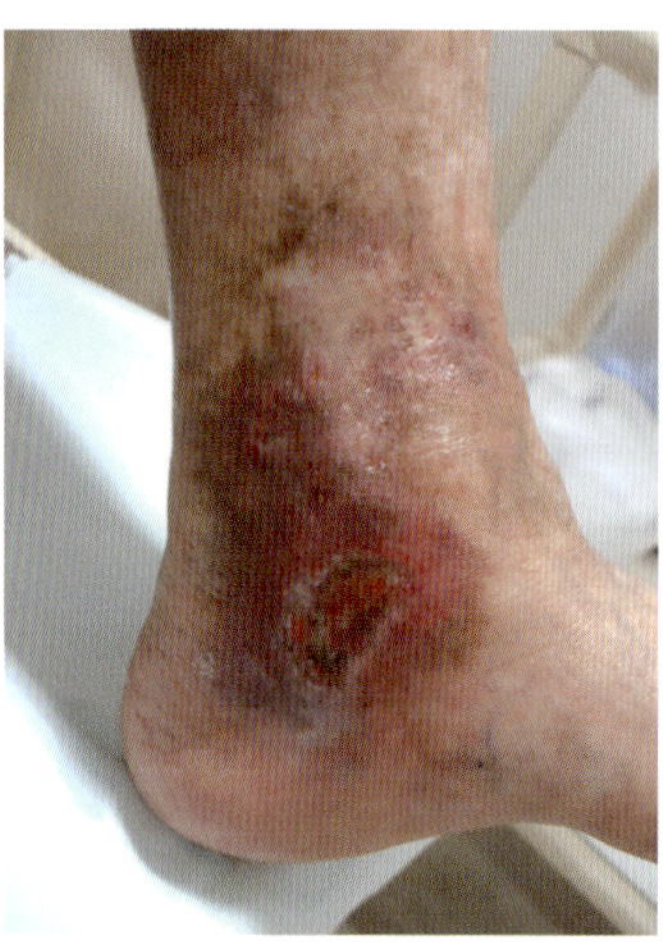

うっ滞性潰瘍を起こしたくるぶし．こうなったら，一刻も早く正しい治療を開始しなければいけません．

第3章

下肢静脈瘤の検査って なにするの？

さて、どんな検査があるのか、病院に行く前に知っておくと安心ですね。

①超音波検査

いまや、静脈瘤の診断・治療に超音波検査は欠かせません。ほとんど超音波検査だけで検査が完了するといっても過言ではありません。もし、超音波検査をしないで手術を勧める病院があったら、治療をお断りしてもいいと思います。それほど、必須の検査です。少なくとも、超音波検査なしには診断も治療もできません。

左頁の写真は静脈瘤の部分の血液の流れを超音波検査で示したものです。正常の静脈には逆流防止弁があるので、血液は一方向にしか流れませんが、静脈瘤の部分では、血液が行ったり来たりしているので、上を向いている血流と下を向いている血流、二方向の血流が見られるのが特徴です。

超音波検査は痛みがない検査なので受ける側もとても安心です。また、超音波検査では音波を使うのでエックス線の被ばくもなく、造影剤などのアレルギーもないので、安全で繰り返し検査できるのがなんと言っても魅力です。

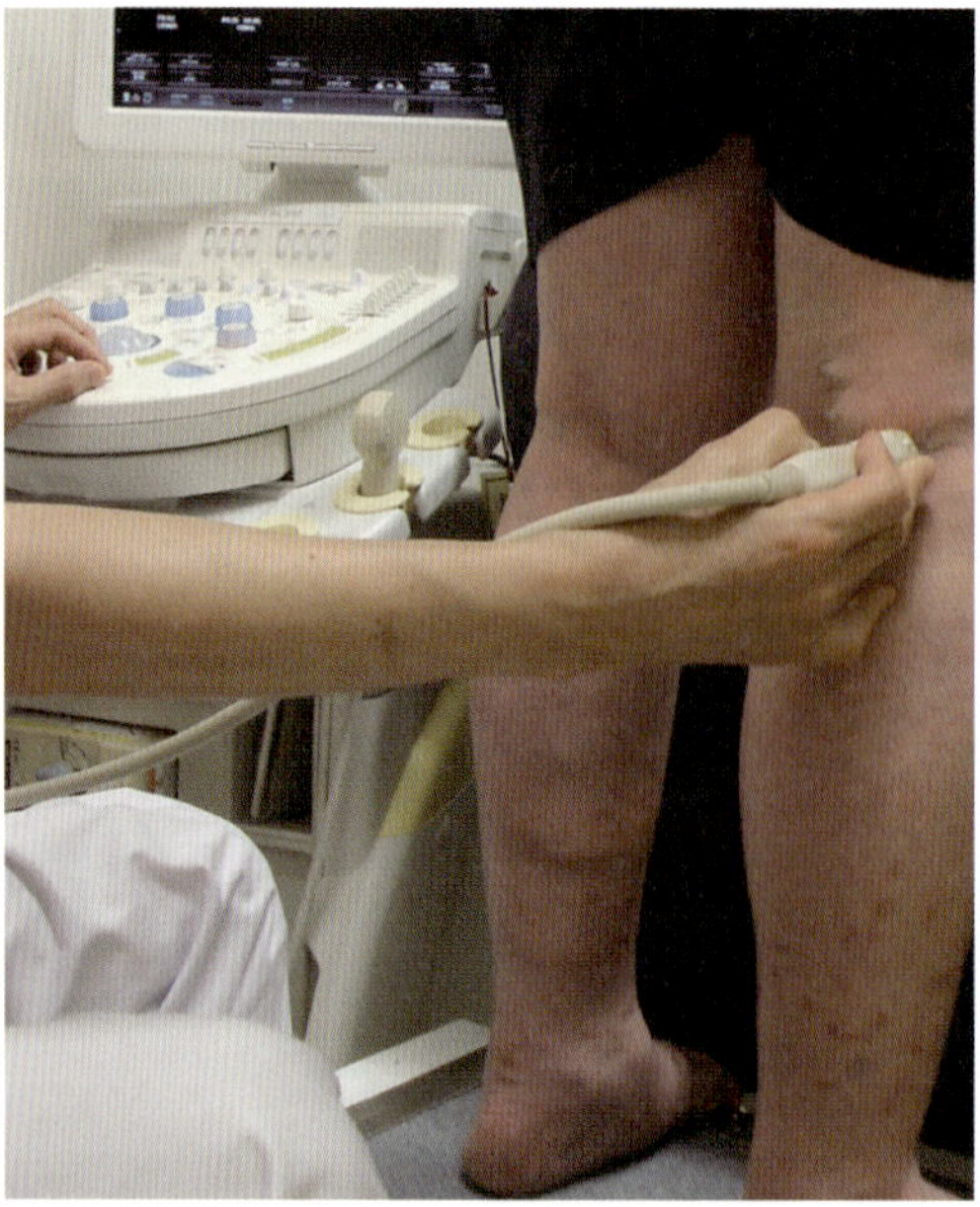

超音波検査の実施風景
超音波検査は痛みのない検査で，静脈瘤の詳細がよくわかります．

55　下肢静脈瘤の検査って　なにするの？

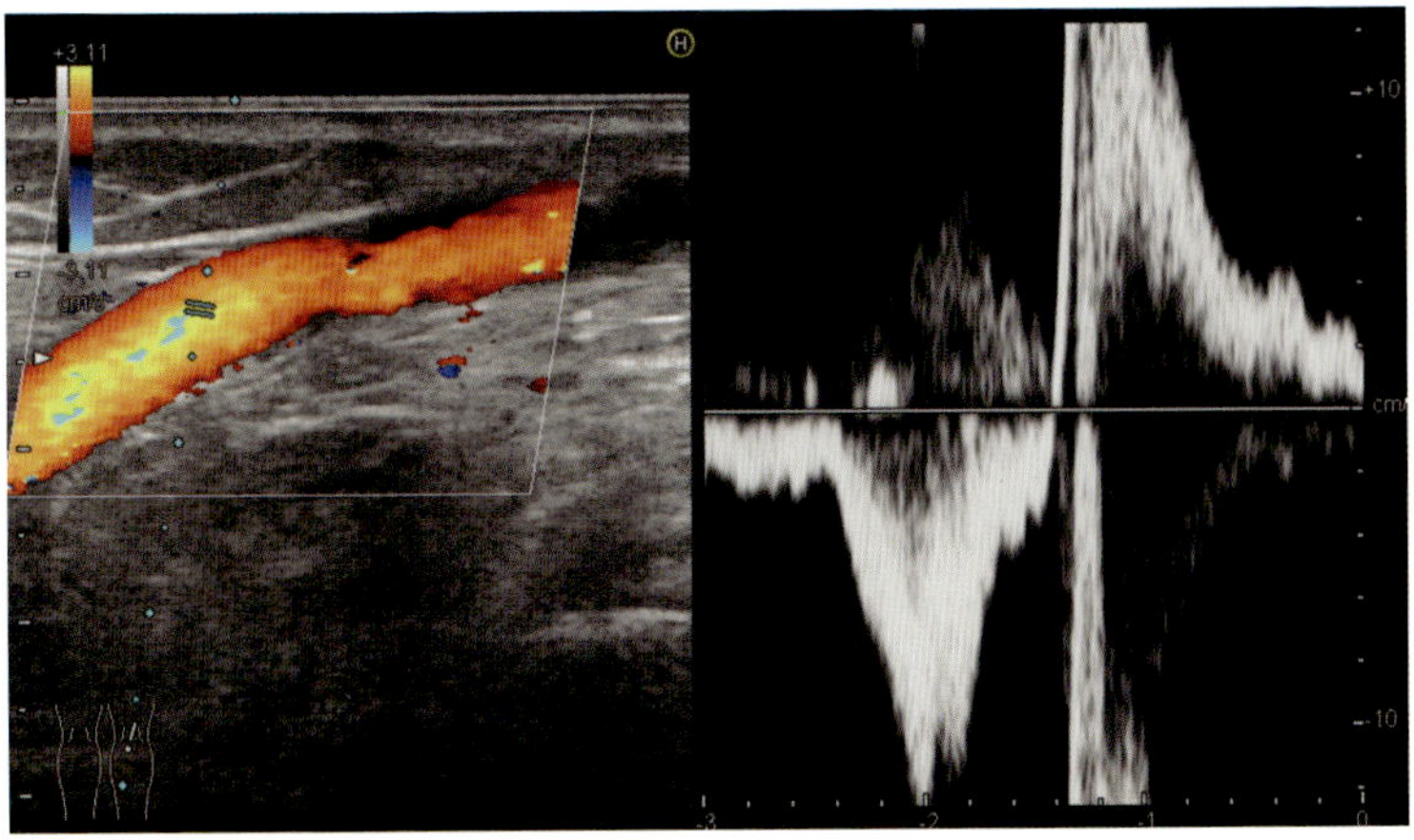

左の図の赤いところは血液が逆流していることを示しています．右の図では，血液が行ったり来たりしているところをグラフに表しています．

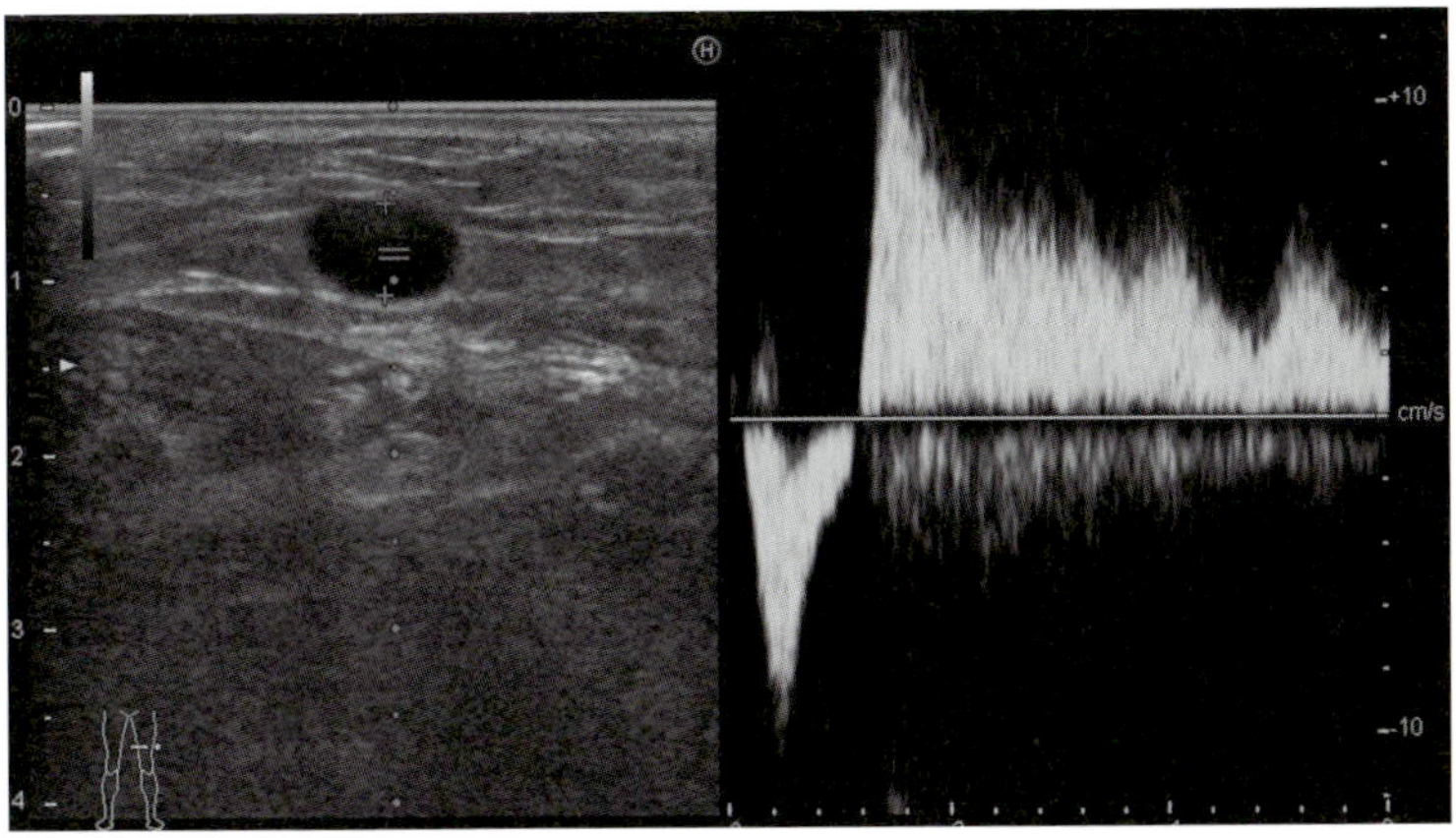

静脈の流れを超音波で観察して，逆流があるかないかを判定します．
左の図で黒い丸のように見えるところが静脈瘤です．右の図では，やはり血液が行ったり来たりしていることをグラフに表しています．

ただ、超音波検査にも欠点はあります。それは、超音波で見えたすべてを記録用紙に残すのが難しいため、検査する人の技量によってその結果に違いが出るということです。だから、超音波検査を行う技師は研究会やセミナーなどで日々研鑽しています。さらに、高度な知識や能力を有する技師には資格認定を行う制度があります。現在、血管内治療がさかんに行われるようになり、ますます超音波検査の重要性が高まっています。

② 今はほとんど行われない静脈造影

静脈造影は静脈のエックス線写真です。ただし、この検査は現在ではあまり行われません。と言うより、超音波検査をしないで、この方法だけを実施している医療機関は、静脈瘤に関しては遅れていると言えます。

一五～二〇年ほど前までは、静脈瘤の検査は静脈造影が主体でした。静脈瘤に造影剤を注入して写真に撮るという直接的な方法です。超音波検査の発達により、静脈造影はだんだん行われなくなりました。それは、使用する造影剤には稀にアレルギー反応が起こることと、わずかでもエックス線を浴びる侵襲的な検査だからです。エックス線は少し浴びたぐらいでは病気にはなりませんが、浴びないで検査ができるなら浴びない方がいいに決まってます。

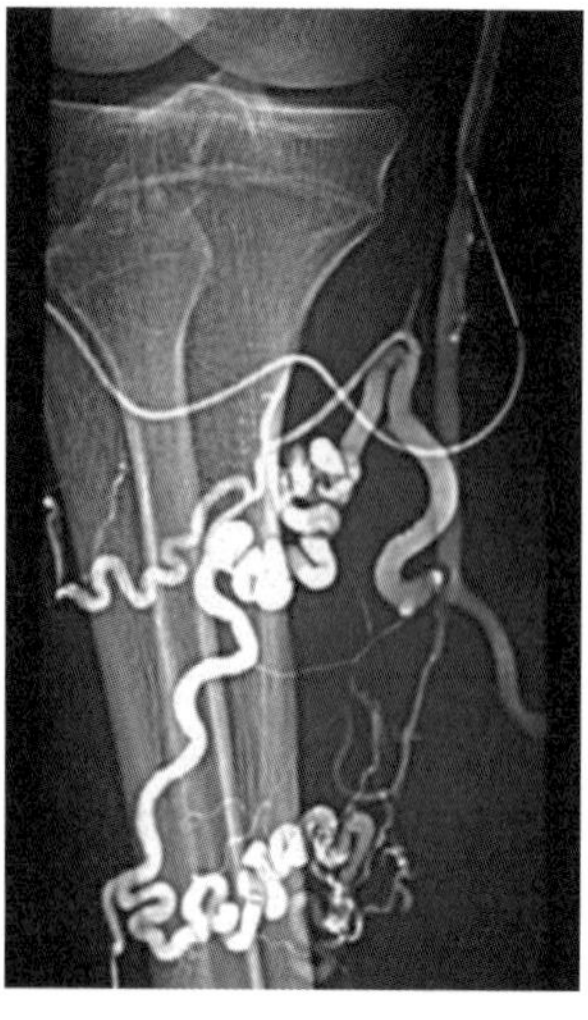

静脈造影で撮影された静脈瘤のエックス線写真
今は必須の検査ではありません.

③空気容積脈波検査（ＡＰＧ）

足の静脈瘤には、どのくらいの血液が溜まっているのでしょうか？　これまでも少しお話しした空気容積脈波検査（ＡＰＧ検査）で、このような疑問に答えることができます。

下腿（ふくらはぎとすねの部分）に血圧計のようなものを装着して測定します。足は下の写真のように高く挙がっているときはむくみが少ないのですが、立っている時間が長くなると、正常な方でも静脈血が溜まって（うっ血して）きて少しずつむくむようになります。静脈瘤のある方は、立ったとたんに急速にうっ血が起こって足が太くなります。その様子をグラフに出して見せてくれる検査です。

正常な場合、寝ている姿勢から立ちあがったときに毎秒二ｃｃ以下のスピードで下肢の静脈が充満して、下腿の径が太くなるのですが、静脈瘤のひどい方は毎秒三〜一〇ｃｃという超スピードで下腿の径が増えていくのです。

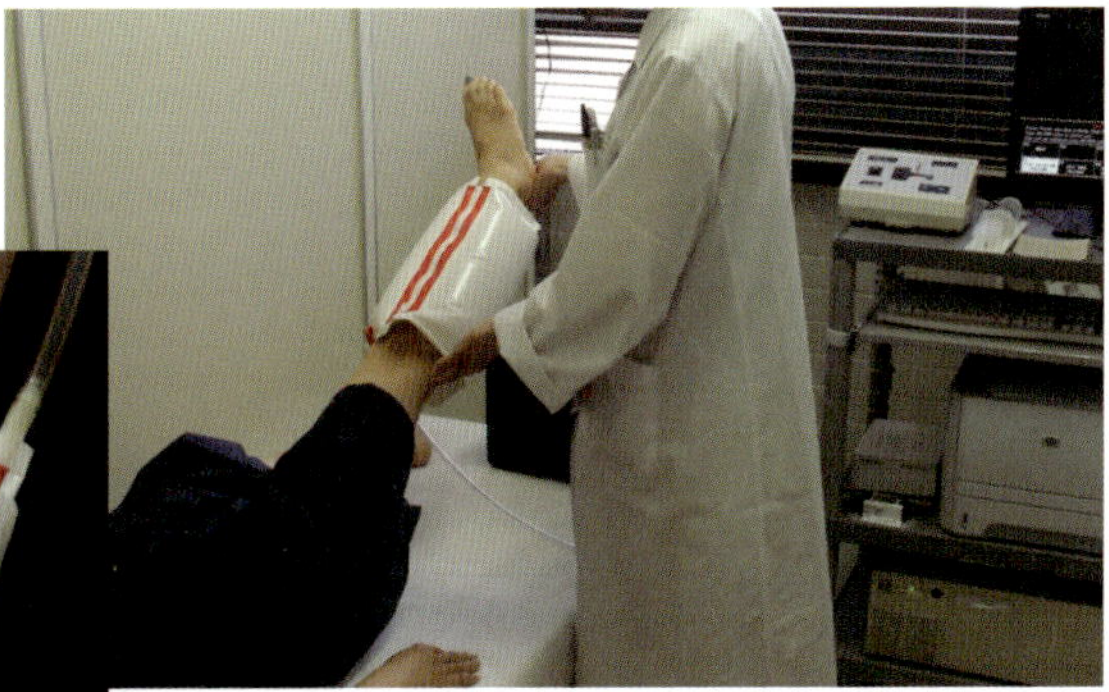

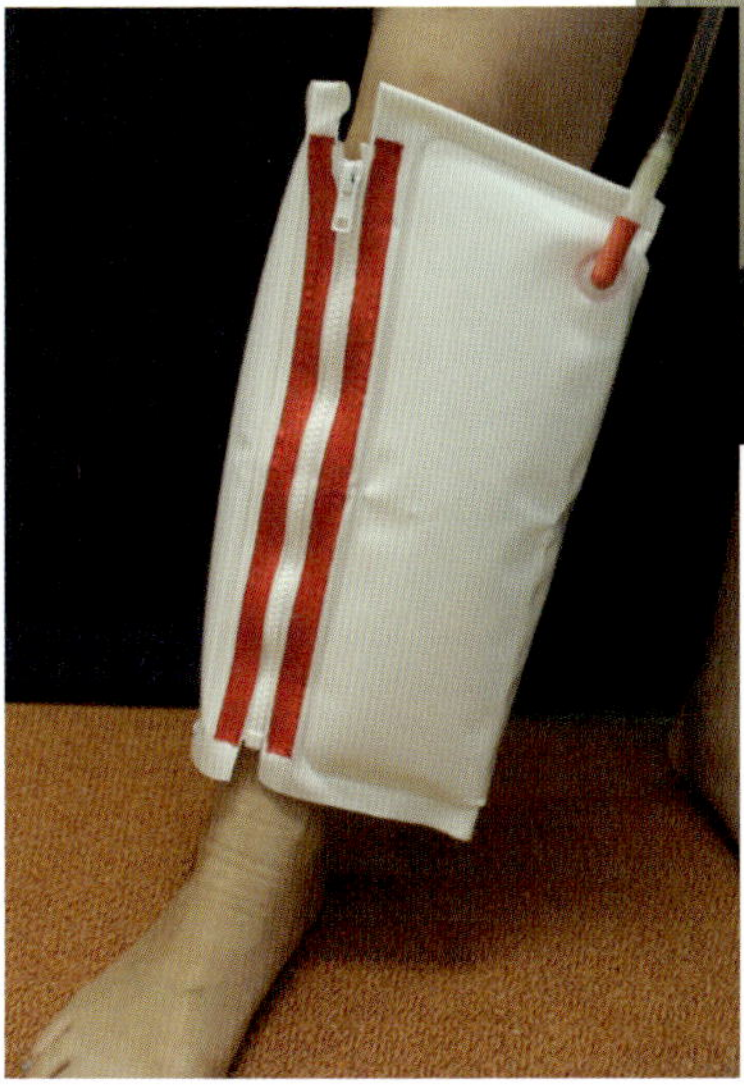

まず足を高く挙げて静脈血をできるだけ空にします（上図）.

つぎに，立って足を下げると（左図），
ふくらはぎに血液が降りてきて充満し，
径が太くなります．
静脈瘤があると，足を下げた途端に
超スピードで血液が充満します．

グラフ１は治療する前の波形です。寝た状態から立ち上がると同時に下肢の静脈が充満し、下腿の径が急速に増えていく様子がグラフに表れています。それが、治療をするとグラフ２のように、なだらかな波形になります。弁機能が正常に働いて、立ちあがったときに足に充満していく血液のスピードが遅くなったのです。この程度の速度（毎秒二ｃｃ以下）で充満する血液は、下肢の筋肉を動かすことによって速やかに効率よく心臓の方向に戻っていきます。したがって、下肢のむくみも正常になるのです。

この検査は、治療の前に行っておけば、治療後にどのくらい機能が改善したかが数値となって表されるのでよくわかります。また、初診時にこの検査をすることで、治療の決心がつく方もおられるでしょう。反対に、診察時にこの数字が正常値だったということで、不要な治療を避けることもあります。

そういう意味でとても有効な検査ですが、専門機関でないと検査装置がないので、測れない場合もあります。保険が効かない検査なのに検査に時間と手間がかかるので、残念ながら全国的には、この検査装置を備えている医療機関は少ないのが現状です。

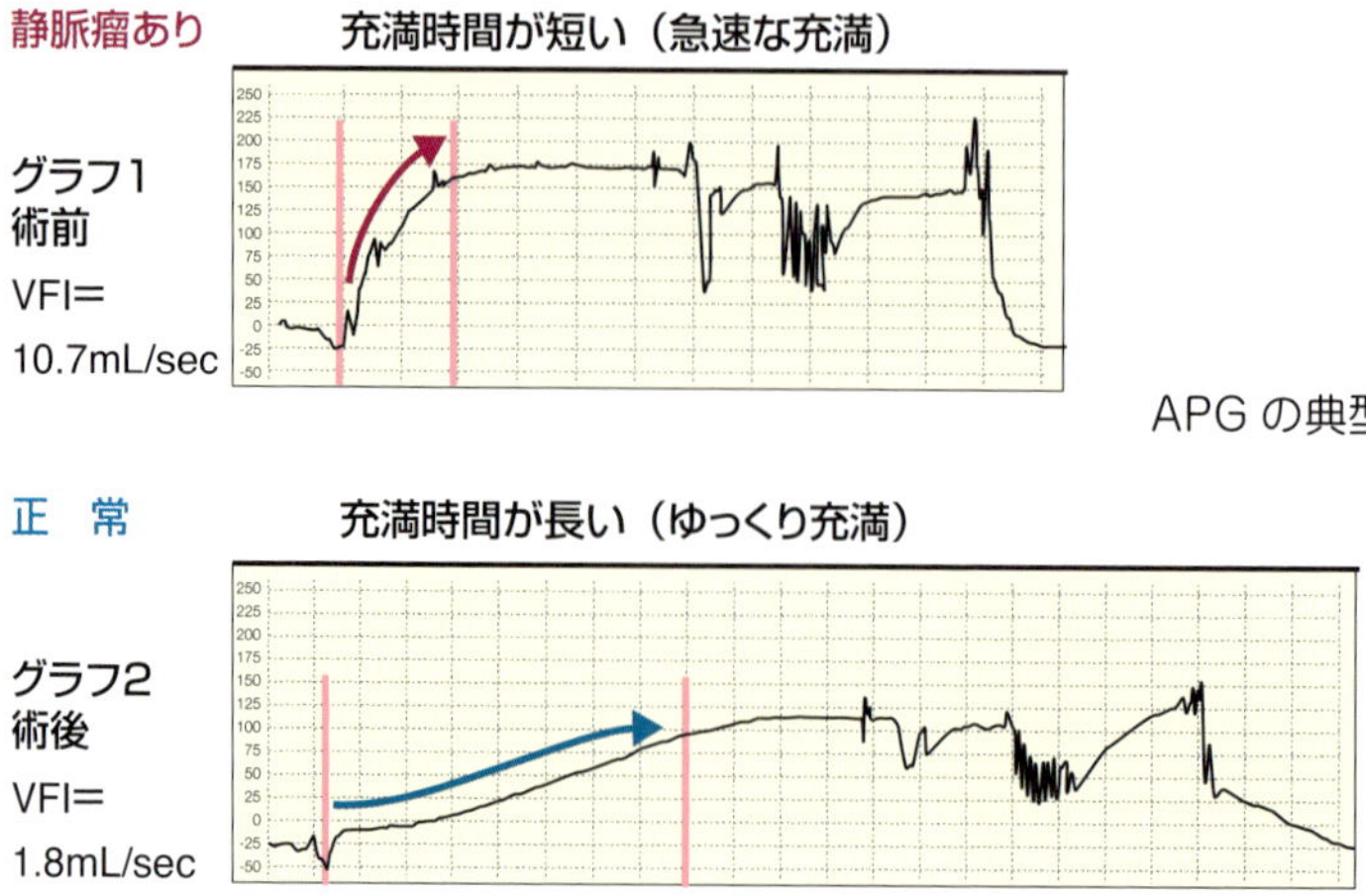

APG の典型的な波形

その他にも、同じ意味合いの検査で、ＰＰＧというのがあります。また、古い教科書には他にもいろいろな検査方法が記載されているのですが、現在日本国内でこういった昔ながらの検査を熱心にされている施設はないと思われます。ＣＴやＭＲＩも静脈瘤の検査手段として教科書には書かれていますが、いずれも治療のために絶対に必要という検査ではありません。超音波検査があれば、ほぼ診断が可能だからです。

APG 検査によって，治療後に静脈の機能がとてもよくなることを数値で表すことができます．

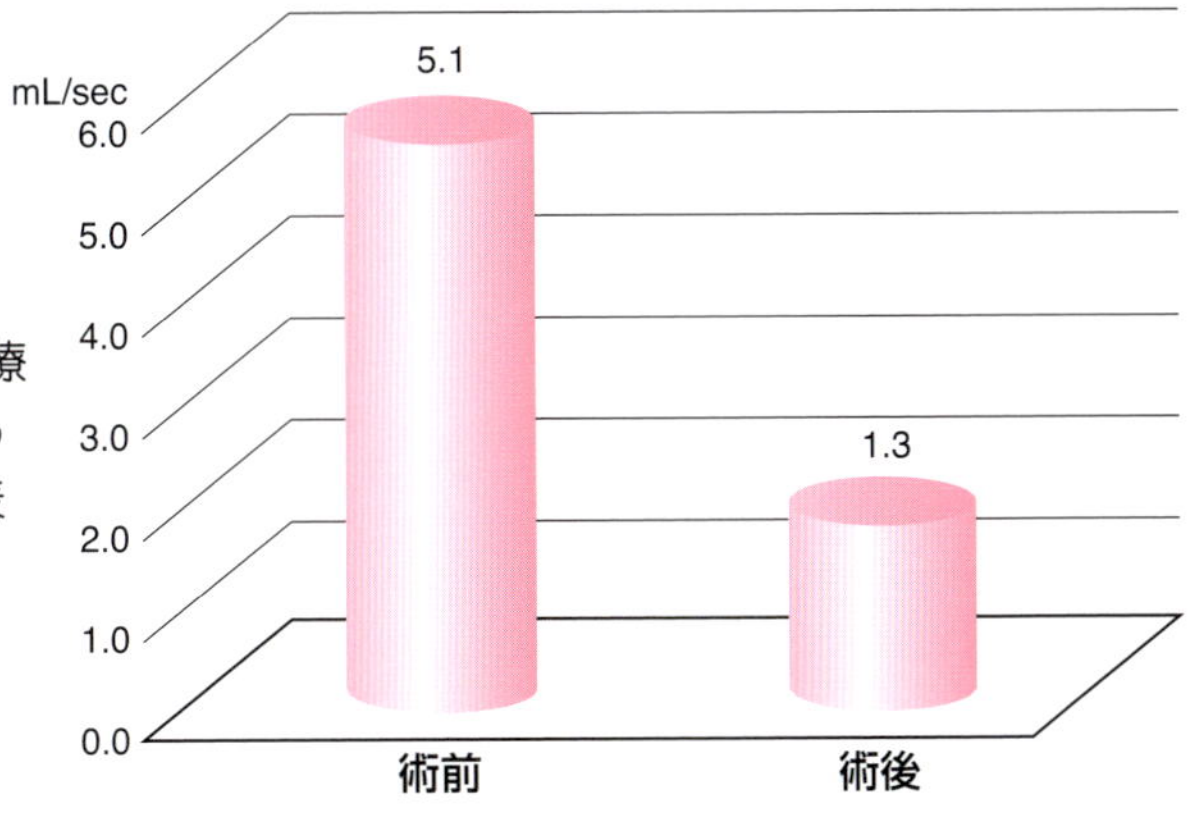

医療難民を救え！

私が静脈疾患と関わるようになったきっかけは、外科医になって三年目のある手術です。その患者さんは、肺癌が進行して上半身全部の血を集める静脈がつぶれたために、そこを通る血液が心臓に戻りにくくなり、顔が真っ赤に腫れていました。顔の充血症状がその患者さんをとても苦しめていたのです。

骨盤の静脈と鎖骨の下の静脈をバイパスするという手術を行うことになり、これに立ち会ったのです。上半身の血をすべて骨盤の静脈に流そうというアイデアでした。結果は大成功で、術後に患者さんは顔のうっ血症状から解放されました。残念ながら癌の進行のために、半年後に亡くなられましたが、その経過を報告したのが私の初めての静脈に関する論文でした。

その後、下肢静脈瘤を手術せずに治そうという研究会が一九九二年に始まりました。その頃までは、足の静脈瘤で困っていた患者さんは、どの医療機関を訪れてもあまり歓迎されない存在でした。普通の外科へ行くと「それは血管の病気ですから血管外科へ行ってください」と、外科の先生からは相手にされず、そうかと言って心臓血管外科を受診すると、心臓外科の先生は心臓の手術に忙しくて、これまたろくに相手にしてくれません。弾性ストッキングを勧められるならまだましな方で、「そんな静脈が浮いているだけのものは病気じゃないから治療の必要はない」と半ば叱られるように、そのまま帰されることも稀ではありませんでした。下肢静脈瘤で困っている患者さんはどこの医療機関を受診すればいいのかわからず、医療難民という状態だったのです。

第4章

下肢静脈瘤の治療って どーするの？

お待たせしました。いよいよ治療方法の話になります。

下肢静脈瘤の治療は大きく分けて四つです。

①弾性ストッキング着用
②硬化療法（注射療法）
③血管内治療（レーザー、高周波）
④手術療法（ストリッピング手術・瘤切除法）

どの方法が優れているとか、どれがダメだとかいうのではありません。大まかに言うと、

基本的な治療として→　①の弾性ストッキング
小さい静脈瘤には→　②の硬化療法
ちょっと太い静脈瘤には→　③の血管内治療
静脈の径がとても太い場合→　④の手術療法

ということになります。

実際には、これらの治療法を組み合わせて行います。大きいところは手術やレーザー、小さいところは注射で治す、といった具合に、患者さん一人に対していろいろな治療法を駆使するのです。ある患者さんは①と③と④、ある患者さん

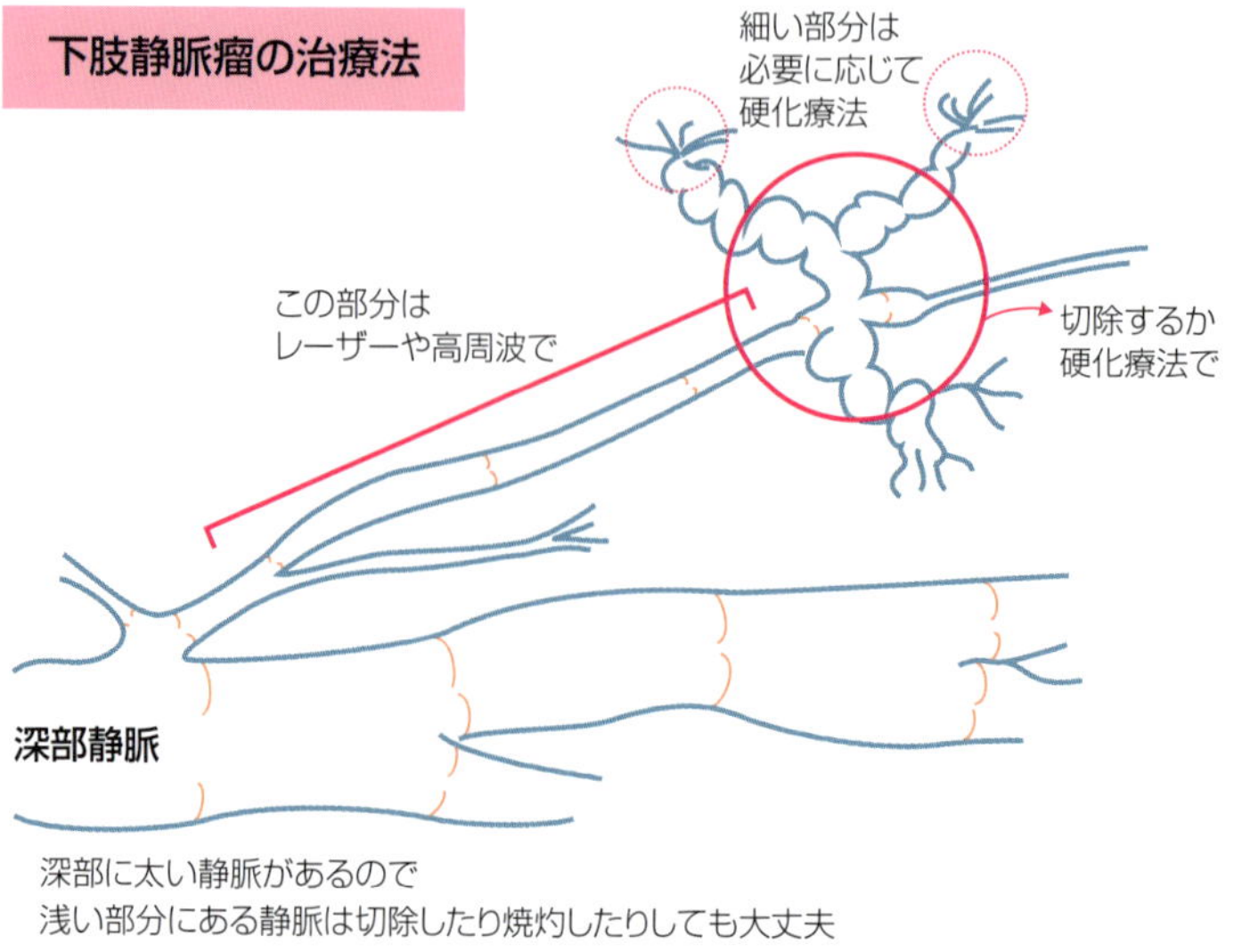
下肢静脈瘤の治療法
細い部分は
必要に応じて
硬化療法
この部分は
レーザーや高周波で
切除するか
硬化療法で
深部静脈
深部に太い静脈があるので
浅い部分にある静脈は切除したり焼灼したりしても大丈夫

は③と④だけ、というように、それぞれの患者さんに合わせて適切な治療方法を選び、治療プランを立てるのがわれわれ医師の役目です。

ではこれから、それぞれの治療方法について具体的に説明します。少し専門的になるので、難しいことはあまり興味がないという方は、第5章の「Q＆A」に飛んでも結構です。

① 弾性ストッキング

弾性ストッキングとは、強い圧で外から締め付けるような構造になったストッキングです。病院では、がんの手術、整形外科や子宮筋腫の手術などのときに、穿かされた経験がある方もおられると思います。手術のあとで足に血栓ができるのを防ぐ意味があります。この場合の血栓というのは、静脈瘤にできる血栓とは違って筋肉の中、すなわち深部静脈にできる血栓のことで、肺血栓症の原因になる危険な血栓です。

最近では、薬局でも「美脚」効果や「むくみ防止」のストッキングとしても売られていますので、おなじみになっているかもしれません。

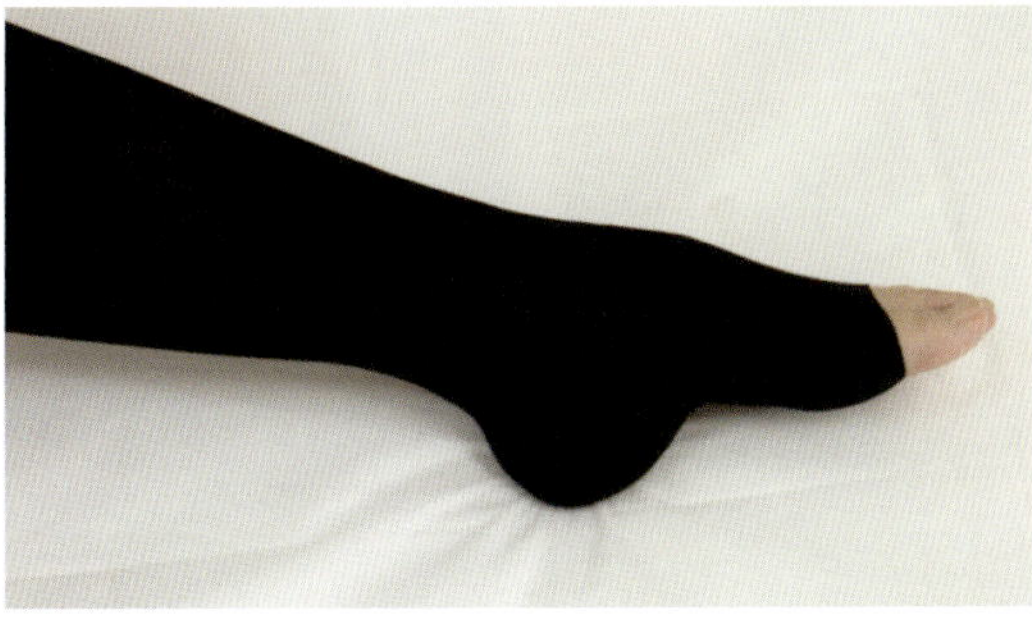

弾性ストッキングはサイズの合ったものを穿きましょう.

下肢静脈瘤で弾性ストッキングが用いられるのは、静脈瘤の圧力に負けないように外から支えて、静脈の逆流によるうっ血を防ぐのが狙いです。弾性ストッキングは、足首の部分の圧力が一番強くなるように設計されていて、上にいくにしたがって段階的に弱くなっています。

ただ、この弾性ストッキングは、圧力が強いので穿くときも脱ぐときも、とても苦労します。専門の医療機関には、弾性ストッキングコンダクターといって、専門の講習を受けたスタッフがいます。患者さんそれぞれに合った弾性ストッキングを紹介し、穿き方や脱ぎ方を指導しています。弾性ストッキングは、手術を受ける方にも、硬化療法を受ける方にも、また特別な処置をしない方にも、下肢静脈瘤治療の基本的なアイテムですので、スタッフと相談しながら上手に利用しましょう。

②硬化療法（注射療法）

「手術をしないで治す方法」がこの硬化療法です。

硬化療法というのは手術をせずに、注射だけで静脈瘤を治してしまおうという発想から生まれた治療法で、ヨーロッパで盛んに行われてきました。日本にも紹介されて、一九九二年に初めて研究会が発足し、以降、臨床研究が重ねられ現在に至っています。

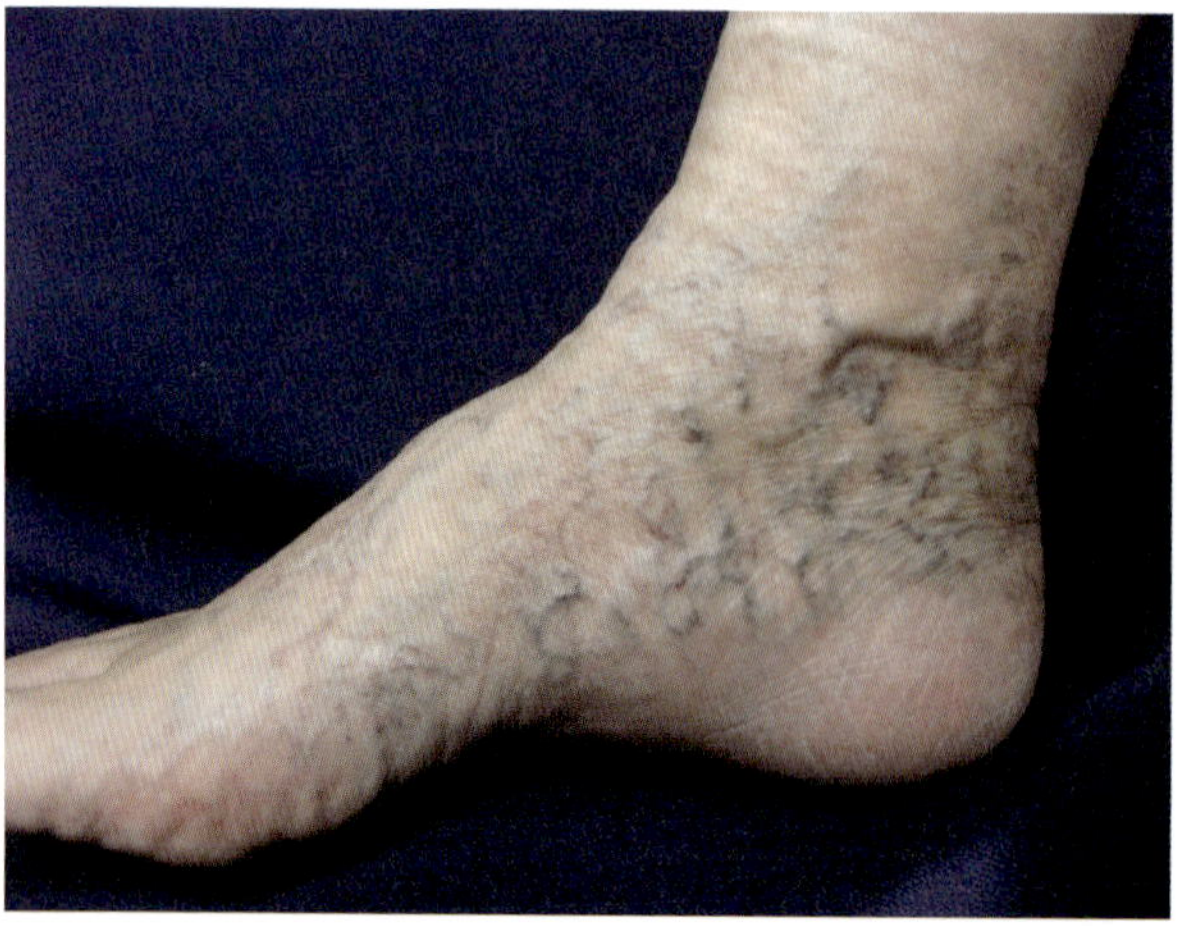

細い静脈瘤は硬化療法で改善が望めます.

65 下肢静脈瘤の治療って　どーするの？

細い静脈の治療に向いています。その方法は簡単で、静脈瘤に硬化剤を直接注射して包帯を巻いておくだけです。そうすることにより故意に炎症を起こし、静脈を詰まらせてしまうのです。

硬化剤は液体のままで使用するよりも、空気と混ぜて泡状にすることで効果が高まることが報告され、現在でも泡状硬化剤として広く応用されています。ただ、硬化した静脈が皮膚の色素沈着を招き、「シミ」になることがあります。美容上、とくに肌の色がとても白い方は要注意です。

硬化療法というのは静脈瘤を見かけだけ治す方法だと思われがちですが、意外にも、足の諸症状の改善が期待できます。足がだるいという症状がある方は、一度、硬化療法を試してみるのもいいと思います。

ところで、静脈を詰まらせてしまう治療法だと言うと、必ず出る質問があります。つまり、「静脈を詰まらせたら、血が行かなくなるのではないか」と、心配されるわけです。そのとおり。大切な静脈を詰まらせてしまったら血が行かなくなってしまいます。

でも、心配ありません。筋膜より外側にある静脈は詰まってしまっても大丈夫なのです。奥に太い深部静脈が残っているからです。もっとも、筋肉の中の深部静脈をつぶしたら大変ですが……。まあ、そもそも、心配ないからこそ硬化療法という治療が、れっきとした保険治療として認められているわけです（80頁で少し詳しく説明します）。

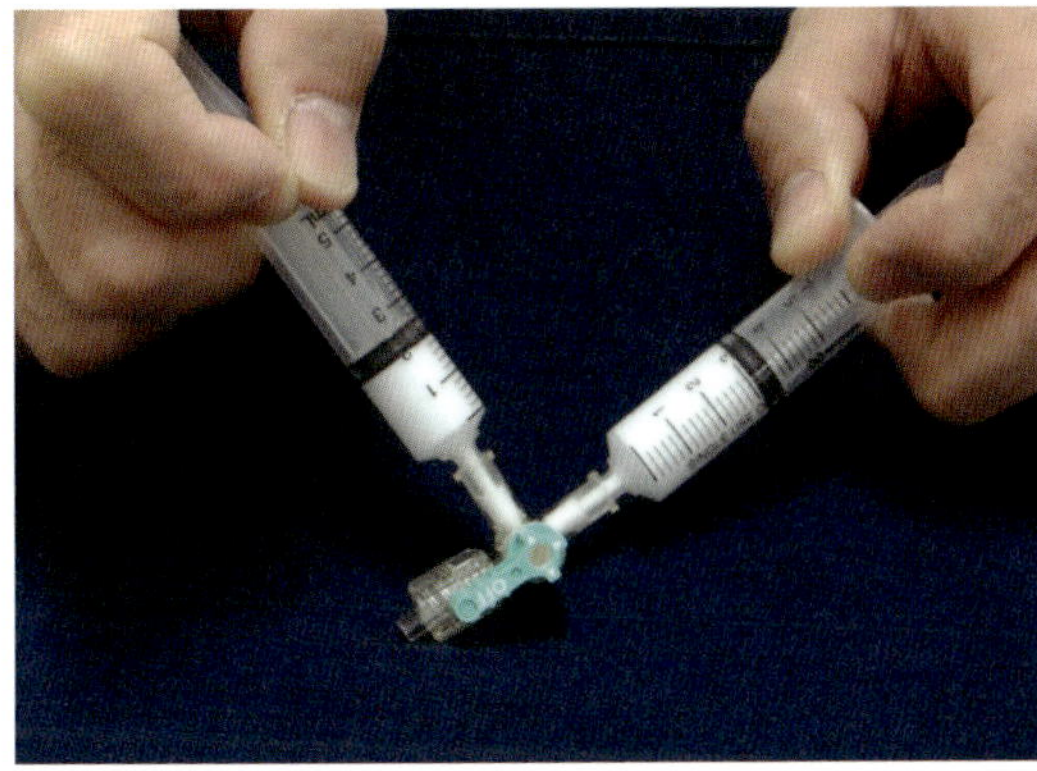

硬化療法に使う硬化剤を調製しているところ

③ 血管内治療（カテーテル治療）

現在、日本中で広く行われている標準的な治療が血管内治療（カテーテル治療）です。手術と同等な効果で「手術をしないで治す方法」というのが、この血管内治療です。

血管内治療は、静脈を切除する代わりに血管の内側の膜を熱で焼いてしまおうという治療法で、レーザーを使った治療と高周波を使った治療があります。二〇一四年に機器が相次いで保険承認されたので、今後は確立された方法となります。この機器が認められたことで、静脈瘤の患者さんが治療を決心する敷居が低くなったのは事実です。われわれ治療する側も、痛みが少ないということで治療を勧めやすくなったと言えます。

レーザー治療と高周波治療は、術式は同じで効果もほぼ同じです。現在、保険で認められているレーザーの装置と高周波の装置を写真でお見せします。最新のレーザー機器は一四七〇ナノメートルの光を二か所から放ちます。高周波機器は、カテーテル先端の七センチの部分（いわゆる焼灼装置です）が一気に摂氏一二〇度になり、安定した焼灼を行います。いずれも、術後の痛みの少ないとてもいい治療法です。

まず、穿刺する場所（直径二ミリ以下のカテーテルという極細の管を

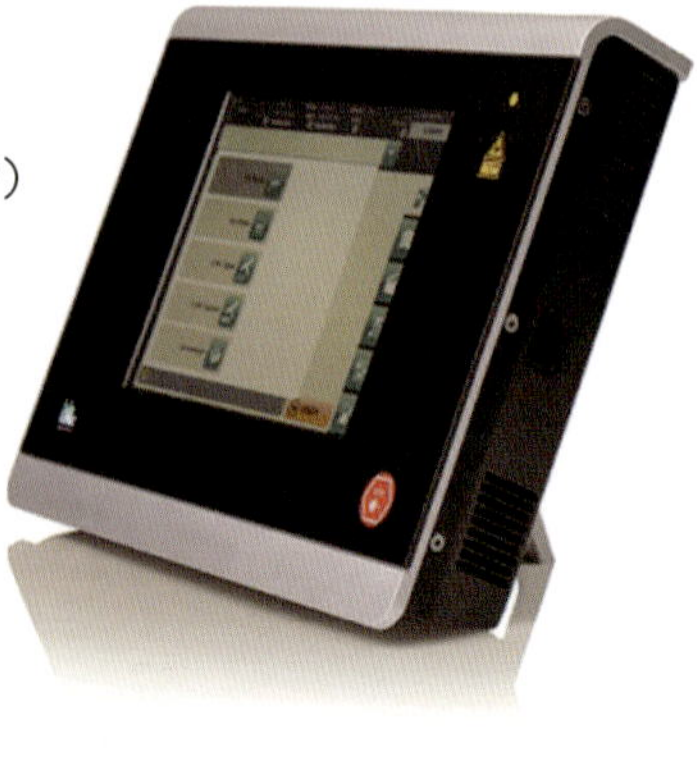

レーザー治療装置（インテグラル社提供）
インテグラル社の下肢静脈瘤に関する解説
http://www.varixlaser.jp/（医療関係者向けのHP）

67　下肢静脈瘤の治療って　どーするの？

挿入する場所です。ふつう膝の少し下あたりを選びます）に局所麻酔をします。この局所麻酔の注射も痛くないように、私たちのところでは事前に鎮静剤を使っています。局所麻酔が効いたら、ここからカテーテルを挿入します。超音波で観察しながら注意深くカテーテル先端を足の付け根あたりまで進めます。深い静脈に入る二センチほど手前でカテーテルを止めておきます。次に、カテーテル先端の周囲に局所麻酔薬を注入していきます。焼灼するときに痛くないようにするためです。通常は、〇・一％のリドカインという薬が用いられます。この麻酔薬にはごく少量のアドレナリンという成分が入っていて、血を止める作用があります。

すっかり痛み止めが入った段階で、焼灼を開始します。レーザーも高周波もこれらの手順はほぼ同じです。一カ所につき三分から五分ほどで焼灼が終了します。なお、膝から下に大きな静脈瘤が目立っているときに、静脈瘤を引っ張り出して切除するのはストリッピング手術と同じです。

静脈瘤の程度にもよりますが、平均して一時間以内で全処置が終了します。終了後はすぐに歩けます。鎮静剤を注射した場合は少しだけベッドで休む必要がありますが、目が覚めれば基本的には歩行可能です。筋肉や骨を手術したわけではないのでリハビリはまったく必要ありません。食事もすぐできます。

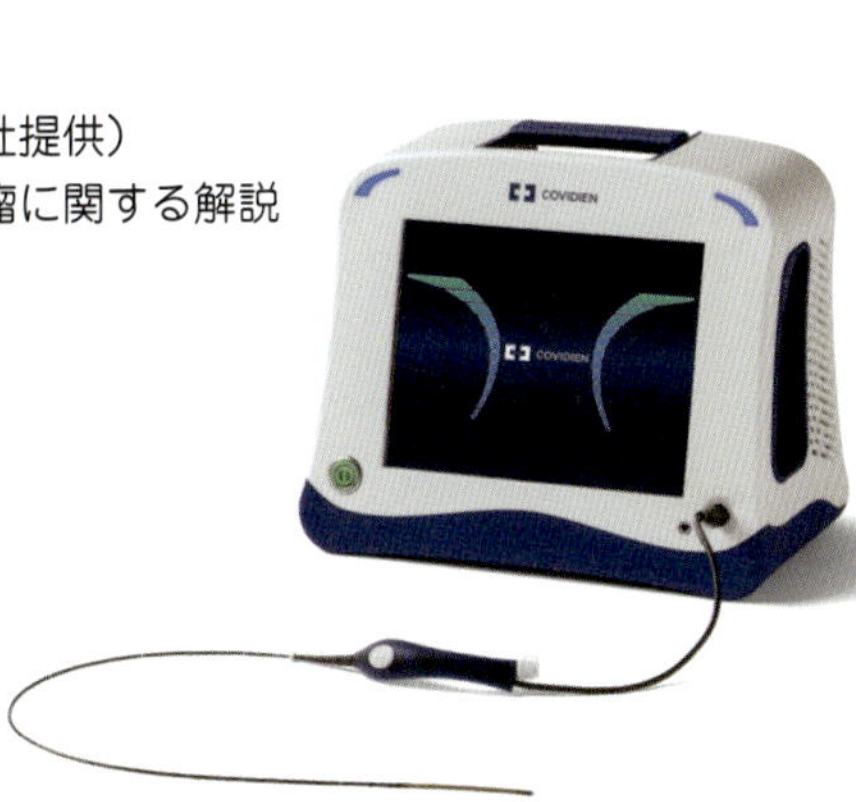

高周波治療装置（コビディエンジャパン社提供）
コビディエンジャパン（株）の下肢静脈瘤に関する解説
http://www.think-vein.jp/

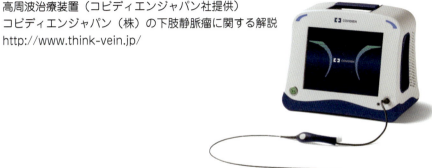

▼最新の治療――二〇一四年に時代が変わった

最新の治療（レーザーと高周波）についてもう少し詳しくお話しします。

高周波が静脈瘤治療の適応として考案されたのは、一九五〇年代のことです。最初はうまくいかなかったようです。いろいろ試行錯誤を繰り返し、一九九五年になってようやくＶＵＮＳ社という会社が設立され、一九九八年にヨーロッパで、一九九九年にはアメリカで、承認され実用化されました。

一方、レーザーは一九八五年頃に動脈内に使用される目的でカテーテルが開発されましたが、動脈ではうまくいかず、その後一九九九年に静脈での応用がなされ、二〇〇二年に承認になっています。

以後、どちらも開発、改良が繰り返され、現在に至っています。そして、二〇一四年に、わが国でも新しい機器が出そろいました。

過去（二〇一〇年以前）、日本では長い間レーザーも高周波も保険診療からはずれていました。欧米では、すでにレーザーは八一〇ナノメートルの波長のものから、九八〇、一三二〇、一四七〇ナノメートルへと進歩し、高周波の方も、先端の形状が改良され短時間で焼灼できるようになっていました。それでも、わが国では容易に保険診療が認められず、患者さんは三〇万円程度の実費を払って血管内治療を受けていたのです。

日本国内で最初に保険適応となったのは二〇一一年のことで、九八〇ナノメートルの波長を持つレーザー装置でした。インテグラルという会社から発

時制を整合するため年を入れました．ご確認ください

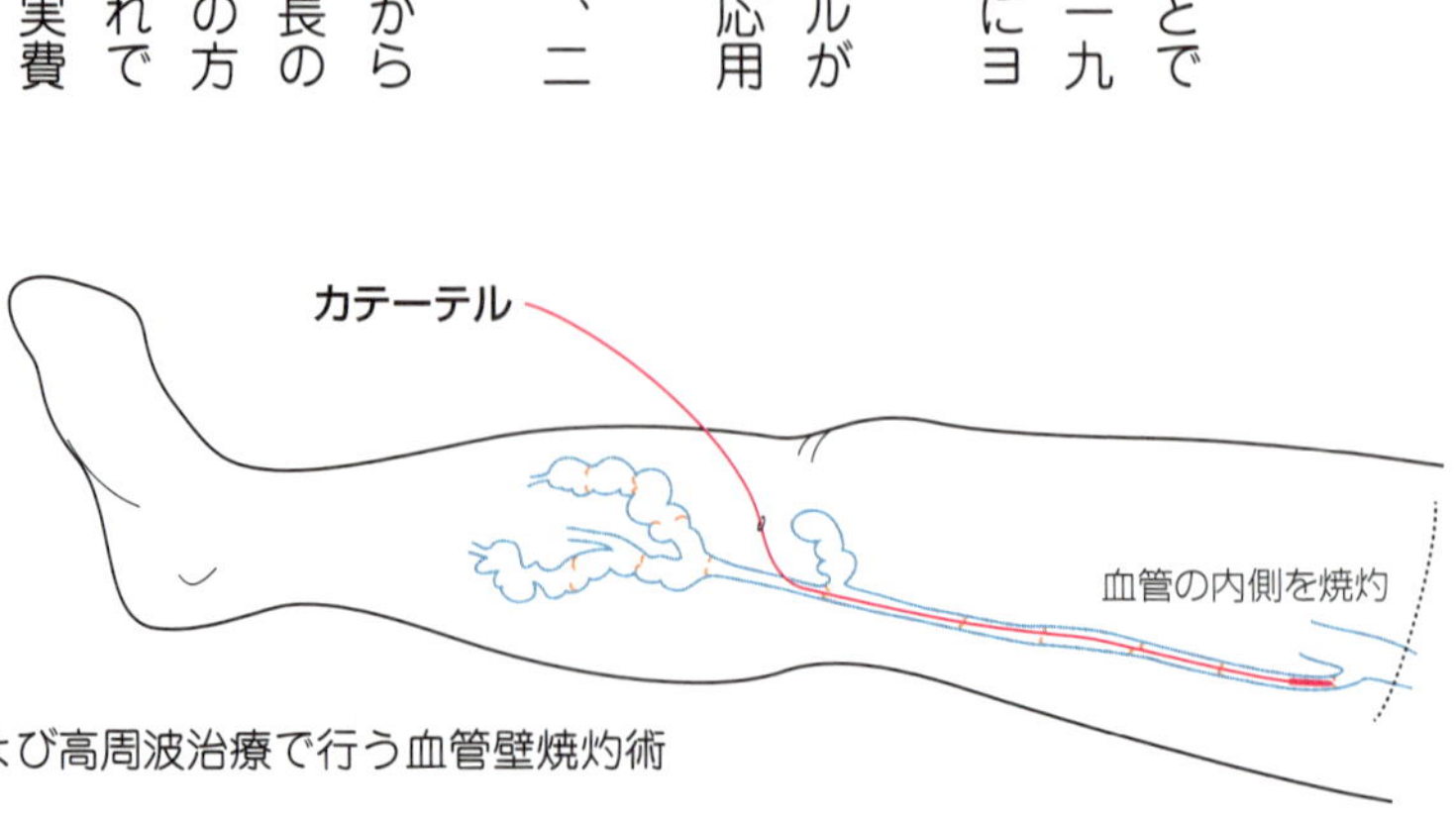

レーザーおよび高周波治療で行う血管壁焼灼術
のイメージ

売されたこの装置は瞬く間に日本中に広まりました。静脈瘤治療を専門にする外科医が待ち望んだ装置だったからです。

しかし、この装置は術後に意外な痛みがあるのが欠点でした。二〇一四年春に承認となった一四七〇ナノメートルのレーザー装置や、ほぼ同時期に承認された高周波（ラジオ波）焼灼装置は、このような悩みを吹き飛ばす画期的な機器です。とにかく、術後の痛みが少なくなりました。今はこの機器があるので、高齢の方に対しても安心して治療を勧めているというのが現状です。

下の写真は、きれいに治療できた静脈の超音波画像です。青や赤の色がついたところは血流の残っているところで、黄色い矢印の部分が焼灼された静脈です。焼灼された静脈には血流がみられません。こういうふうになれば大成功です。

こうした血管内治療に限らず、最近の手術方法や医療器具の改良・進歩によって、日帰り手術とか一泊入院だけの手術も多くなりました。「治療を受けたいが、そんな時間がとれない」「家に子供や年寄りがいて、入院はでき

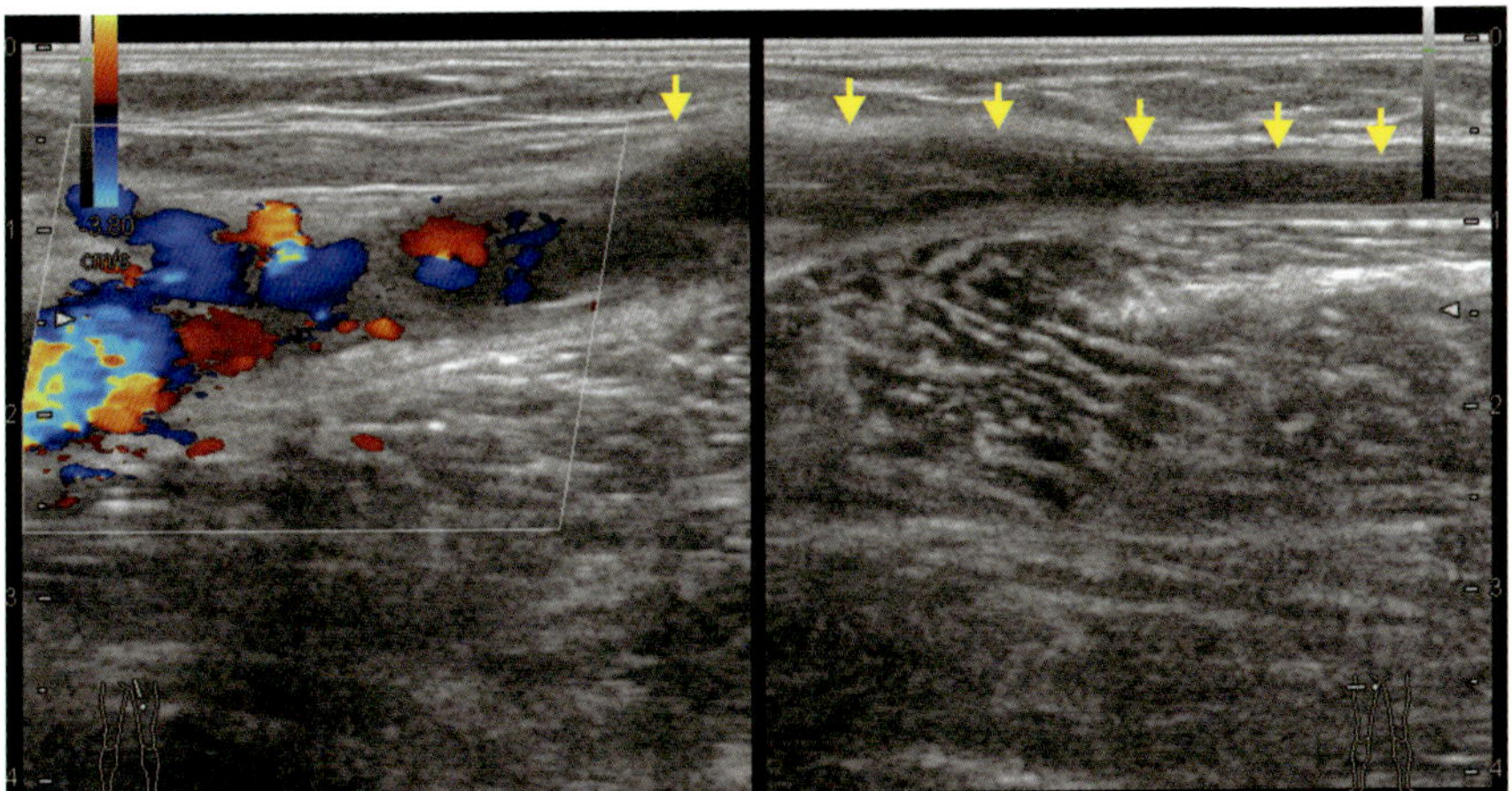

治療後の超音波画像

赤や青に見えるところは血流のある部分で，黒い線に見えるところ（黄色い矢印）は焼灼された血管

ない」という悩みをお持ちの方には朗報ですね。実際のところ、従来は一週間ほどの入院が必要とされていたストリッピング手術も、麻酔方法や手術方法の進歩・改良によって、一泊入院や日帰り手術が可能な場合も多くなっています。そうして、現在、血管内治療によって日帰りの治療を望まれるケースがますます多くなってきました。治療の次の日から仕事を再開される方も珍しくなくなっています。

④手術療法

手術療法は、足にメスを入れて静脈瘤を引っ張り出す手術です。鎮静剤や局所麻酔薬を注射して行われます。大伏在静脈のストリッピングという手術の場合には、まず、そけい部（足の付け根）に三～五センチの皮膚切開をして静脈の根元を露出します。さらに膝下あたりに一～三センチ程度の皮膚切開をして静脈を露出します。静脈の端を糸でくくって止血した後、静脈の中にワイヤーを通します。ワイヤーの周りにしっかり局所麻酔をしてから、ワイヤーを引いて一気に伏在静脈を引き抜くのです。静脈抜去術ともいいます。

膝下に大きな静脈瘤が目立っているときは、静脈瘤の部分に少し切開を入れ、静脈瘤を引っ張り出し、切除します。

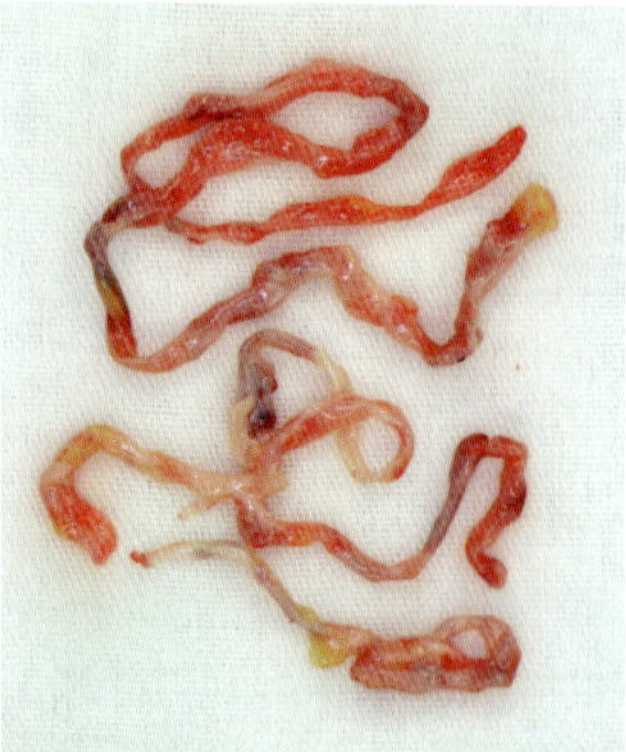

手術で取り出した静脈瘤

切除が終わると、足全体に弾性包帯や弾性ストッキングを巻いて止血を助け、翌日まで圧迫を続けます。手術を受けたら入院しなければいけないと思いがちですが、この抜去手術を受けても、日帰り手術を推し進めている施設では日帰りができます。

初めてこの手術の内容を聞くと、とても乱暴な方法に聞こえますが、麻酔がかかっているので意外に痛みはなく、術後の痛みも少ないたいへんいい治療方法です。昔から行われているだけあって、再発率の少ない確立された治療方法なのです。今でも決して時代遅れの治療と言うわけではありません。いくら血管内治療が最新治療だからといって、全部の静脈瘤に血管内治療が使えるわけではありません。静脈の大きさや形状によって血管内治療ではできない部分があり、今でも静脈瘤切除術という手術が行われます。

ただ、抜去するというと恐ろしく感じて、この手術に踏み込めない患者さんも多いかもしれません。これまで、少し敷居が高く、手術を迷われていた患者さんが多いのもうなずけます。

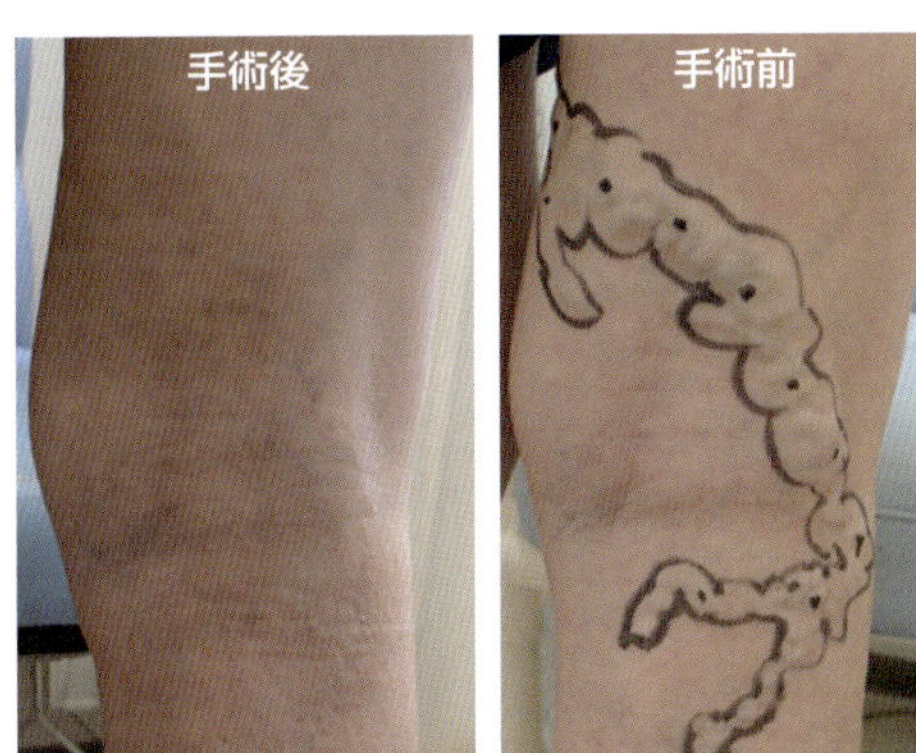

手術といっても，小さな切開で行えば，術後に大きな傷は残りません．

▼下肢静脈瘤の治療プラン

さて、静脈瘤の治療方法にもいろいろあって、それぞれに長所と短所があることがおわかりいただけたでしょうか？　ここで大切なのは、治療する医師がこのようないろいろな方法の中から、患者さん一人一人に合った治療プランを立てることです。

この章の最初でお話ししたとおり、たとえば、硬化療法で簡単に治療できる静脈瘤にわざわざ高価な血管内治療をすることはないし、逆に手術しないと治らない静脈瘤に何回も注射だけするのは意味がありません。あまりにも太い静脈瘤に、血管内治療や硬化療法をすると、あとがとても痛くて困ったことになることがあります。また、下肢静脈瘤の治療がどのような恩恵をもたらすかを知らない医師は、治療を積極的には勧めません。うっ滞症状がはっきりとあるのに、「治療の必要はない」と言う医師もいます。

要は、期待しうる治療効果と合併症を見極めて、その患者さんの現在の状態に一番合った治療プランを立てることが医師に求められています。なんでもかんでもレーザー治療、なんでもかんでも手術療法、なんでもかんでも手術はしない方針というのでは、適切な治療プランを立てているとは言えません。患者さんも医師任せにするのではなく、

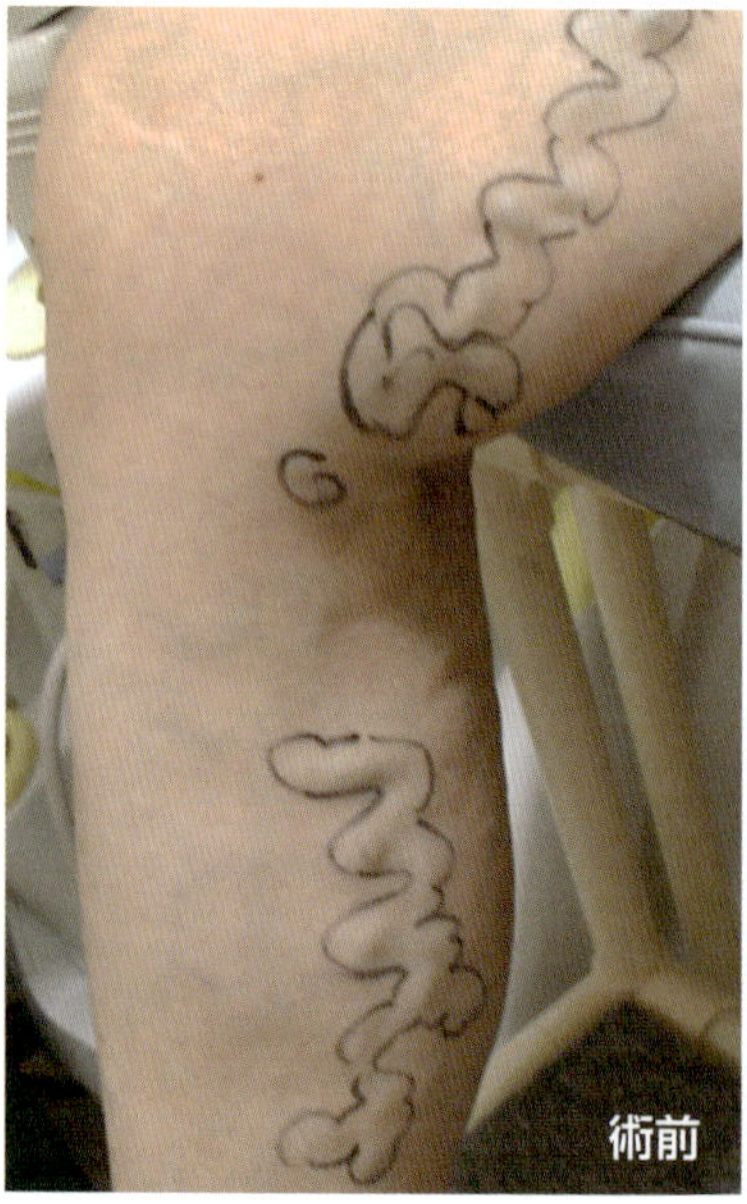

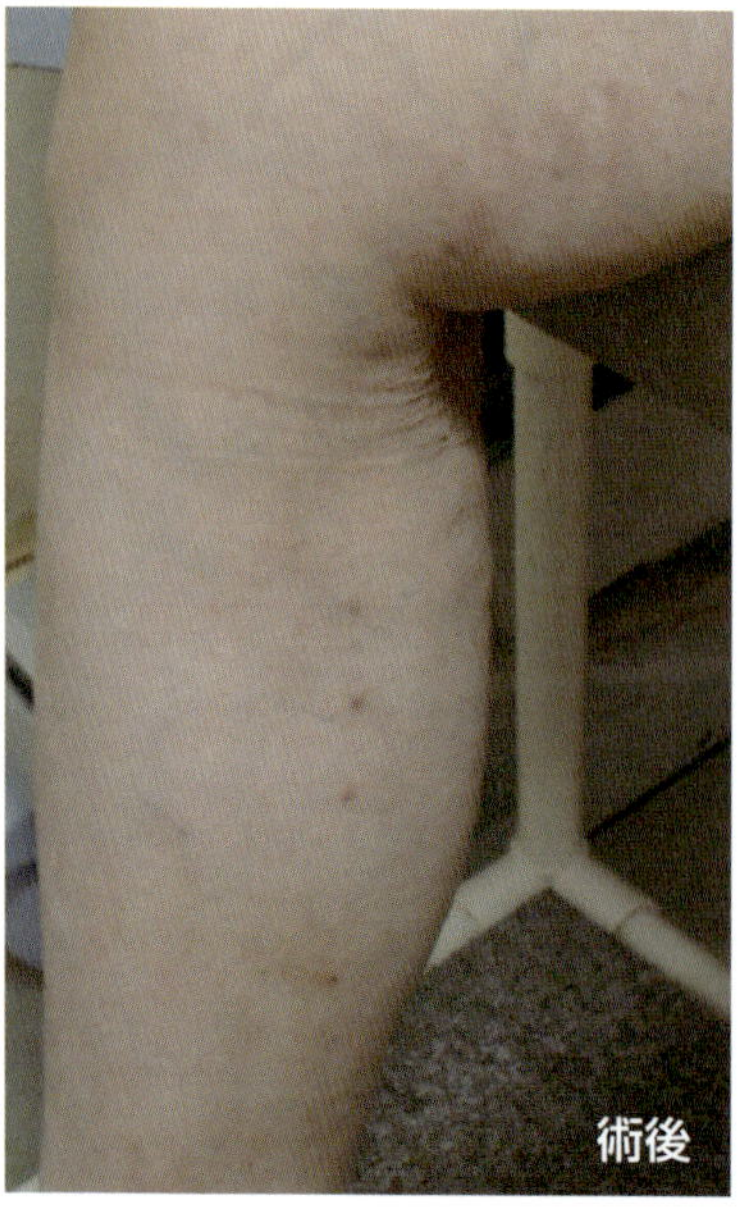

上手な治療プランを立てれば，痛みもなく楽に美しく治療ができます．

自覚症状を考えて、ちゃんと目的を持った治療をすることが大切です。そうでないと、自分のイメージした治療結果とかけ離れたものになってしまいます。

▼治療の全体の流れ

検査から治療の完了まで、どんな感じで進むのでしょうか？　イメージを持っていただくために、われわれの施設での血管内治療の手技終了までの手順を例にとってお話しします。お断りしておきますが、全国的にどの医療機関でも同じように行われるわけではありません。一般的な病院と静脈瘤専門のクリニックでも少し違いがあります。

まず、静脈瘤の診断に必要な検査（超音波検査、脈波検査など）はすべて初診時に済ませます。そして、治療が必要かどうかを医師が判断し、ご本人と相談をして、治療に同意が得られればスケジュールを立てます。治療の日程が決まったら、術前に、最低限必要な血液検査、心電図などをチェックします。

治療の日の朝はまず外来に来ていただきます。初診時には主に検査技師が静脈瘤の検査を行いましたが、施術当日は担当の医師自身が超音波機器を使って検査し、マーキングという作業をします。手技の設計図を書くわけですね。そのあと、看護師からは術後の注意点などの説明、薬剤師からは術前術後の内服薬の説明など、医療スタッフがみんなで患者さんを支えます。

これらが順調に進むと、いよいよ治療を開始します。

まず痛くならないように麻酔をします。実は、この麻酔法もずいぶん進歩しました。以前は腰椎麻酔といって下半身全部に効く麻酔でしたが、現在では局所麻酔と少しの鎮静剤で用が足りてしまいます。途中でストリッピングが必要になったときでも対処可能です。とにかく、本格的な全身麻酔をしなければ耐えられないような痛みはないので、安心してください。

詳しい施術内容は前述したとおりです。状況にもよりますが、大体は一時間程度で終わります。

施術が完了すると、日帰りの方は少し休んだら帰宅可能です。翌日と一週間後に再来受診していただきます。われわれの施設は病院なので入院設備があり一泊される方も結構おられます。この場合は、翌朝包帯をとる処置を行ったあとに退院となります。入院していても、ずっとベッドに休んでいなければいけないことはなく、むしろよく動いていただくことで血栓を予防します。

ところで、レーザーで治療すると言うと、皮膚の上からレーザー光線を当てることで静脈瘤が治ると勘違いされる方が、時々いらっしゃいます。あえて申し上げますが、これは「間違い」です。静脈瘤のレーザー治療というのは、血管の中にカテーテルを挿入して，その先端からレーザー光線を発射して、悪くなった血管を焼くのだということを、ご理解ください。

▼治療の合併症

病気の治療には合併症がつきものですが、下肢静脈瘤に対する各種治療法はほとんど合併症のない安全なものです。しかし皆無ではないので、ひとつひとつ説明します。

まずは、多くの外科的治療につきものの傷（創）の感染ですが、静脈瘤の治療で傷が膿んで困ったという経験はほとんどありません。施術後のシャワーにしても、日本の水道は非常にきれいですから、術後早期に傷を洗っても心配ありません。

比較的多くみられる合併症に、皮膚の水疱（水ぶくれ）があります。手術や硬化療法のあとで、弾性包帯や弾性ストッキングを着用するとき、注意しないと包帯が擦れるなどしてこのような水疱ができることがあるのです。もちろん重大な合併症ではありませんが、シミとなって後々まで残ることもあるので、注意が必要です。

また、包帯や弾性ストッキングによるアレルギー性皮膚炎がよくあります。意外にうっとうしい嫌な合併症ですので、アレルギー体質の方は注意が必要です。かゆい症状が出たら早めに対処しましょう。まずは原因となった弾性包帯やストッキングを中止してください。

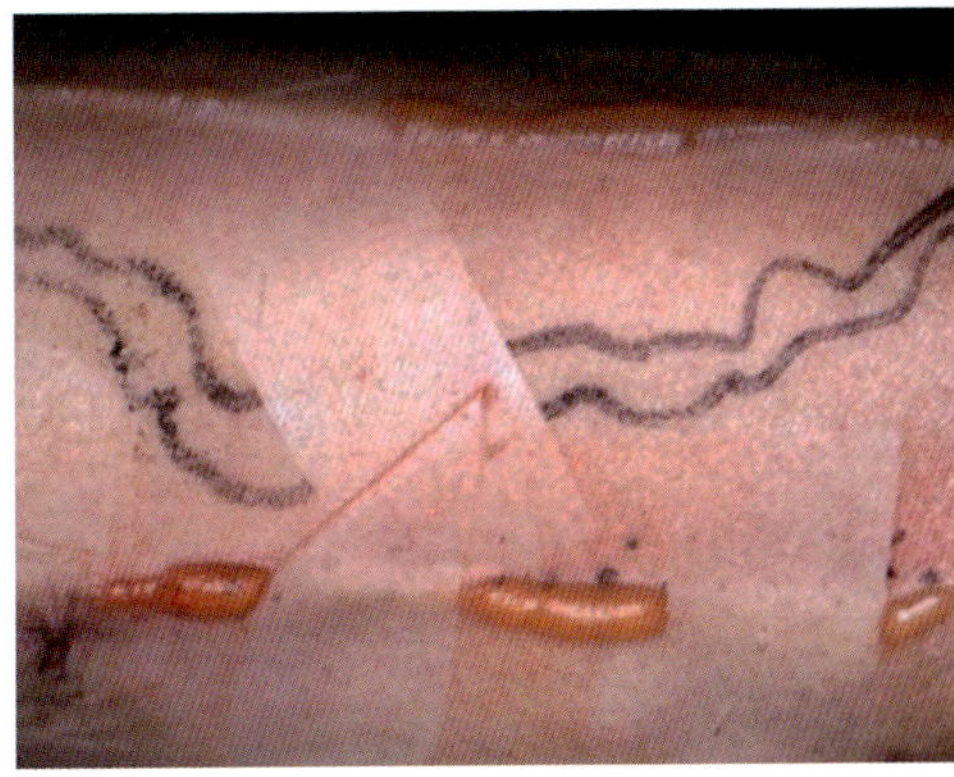

包帯によってできた水疱
（水ぶくれ）
あとで「シミ」になることがあります.

次に出血の合併症ですが、かつてストリッピング術や旧式のレーザー治療では術後の内出血が普通に見られました。しかし、最新のレーザーや高周波治療では、術後の内出血がとても少なく、それで痛いということもほとんどなくなりました。機器の進歩というのは本当にありがたいものです。

それから、色素沈着という合併症があります。術後の内出血はいくらひどくてもやがて跡形もなく消えてしまうのですが、色素沈着というのは後々まで「シミ」として残ることがあります。皮膚が茶褐色に色づくのです。血管内治療や硬化療法で起こることがあります。ただ、大きな静脈瘤がなくなる代償と考えれば、ある程度仕方がないことかもしれません。

つぎに気になる合併症に神経障害があります。静脈瘤は、あまりにも完全に治す根治（切除）手術を目指すと、術後に不快な神経損傷を起こすことがあります。下腿の皮膚感覚が鈍くなるなどの症状が起こるのです。表在静脈は皮膚の知覚神経と隣り合わせで走行しているからです。

ただし、神経損傷が起こっても、次第に気にならなくなることも多く、通常は皮膚の知覚神経の障害ですので、運動神経に問題が出ることはまずありません。

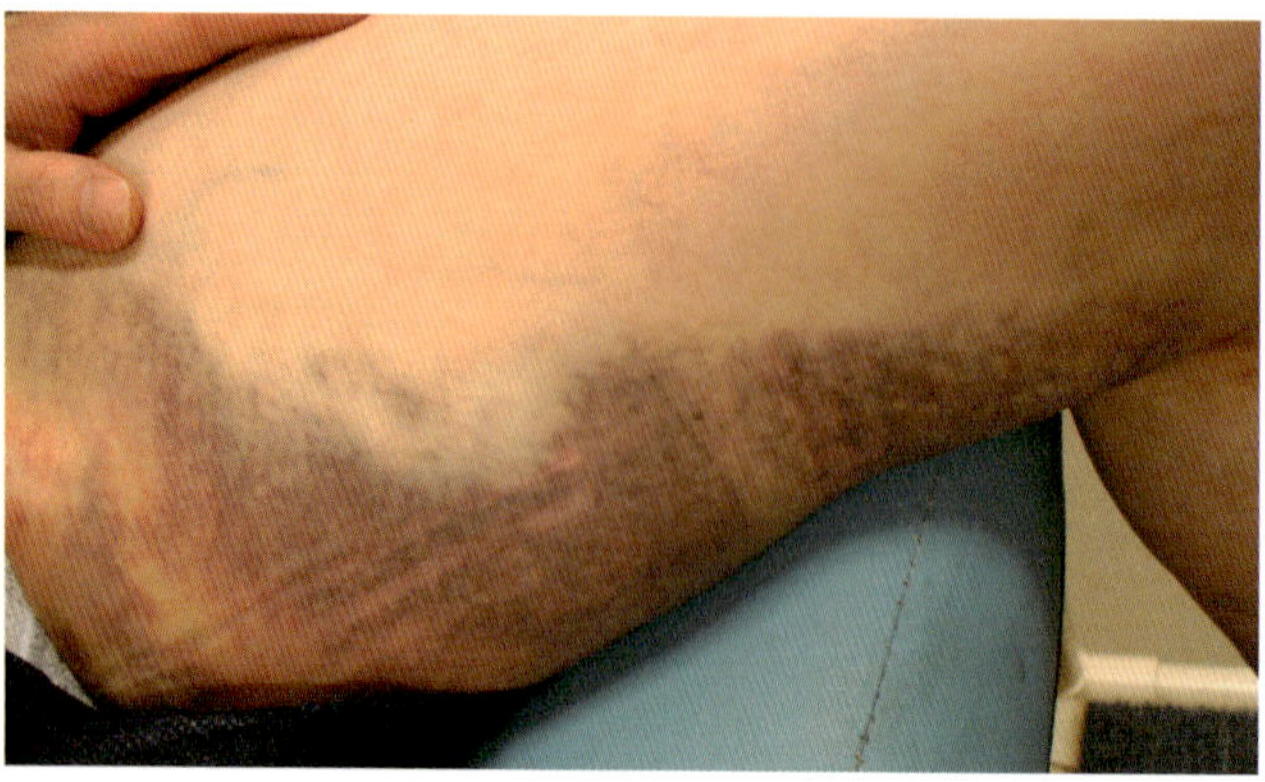

術後の内出血.
跡形もなく消えて
しまいます.
最新機器では
この内出血も,
とても
少なくなりました.

下肢静脈瘤の治療って　どーするの？

一番重大な合併症は深部静脈血栓症です。米国の血管内治療のガイドラインをみると、〇・一％以下ということで「稀な合併症」と位置付けられています。滅多に起こるものではありませんが、注意は必要です。もともと血栓ができやすい体質の方は、この合併症の心配があるため治療ができないこともあります。

また、この合併症の予防には患者さんの理解と努力が大切です。それは、治療後にしっかりと足を動かすことです。他のいろいろな手術（たとえば癌の手術）でも同じことが言えますが、外科手術のあとは人間の体が血を止めよう止めようとしているので、血栓ができやすい状況とも言えます。

だから、足を動かさずにじっとしていると血栓ができやすいのです。なんらかの外科的な治療を受けるときには、このことをぜひ覚えておいてください。術後の過度な安静は禁物なのです。許される範囲で、しっかり身体を動かしましょう。

もちろん下肢静脈瘤の治療を受けたときも、無理はしなくていいですが、普通どおり、歩いてください。そうすれば心配はありません。

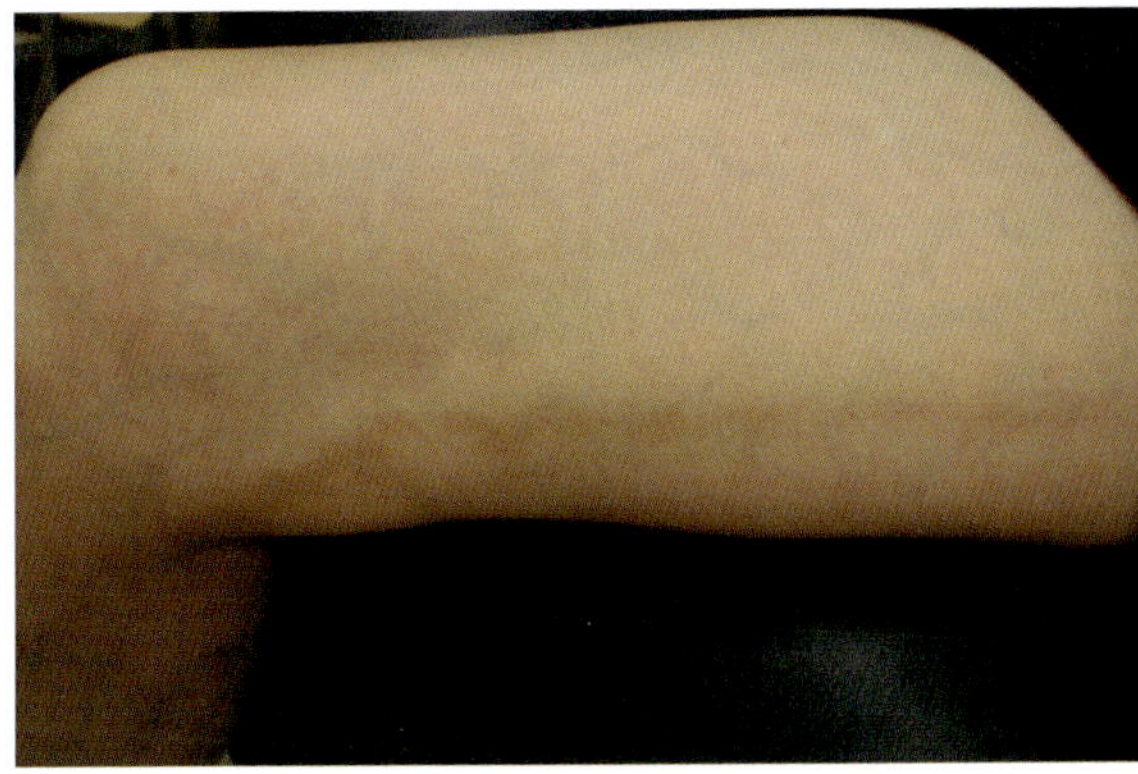

術後の色素沈着（シミ）．いつまでも残ることがあります．

「手術っていうだけで怖い」

「手術っていうだけで怖い」と手術の前におっしゃっていた方の多くが、術後には、「こんなに良くなるんなら、もっと早く手術を受ければよかった」と言われます。治療を決意するまでにはずいぶん迷い悩まれたのだと感じられます。でも、二〇一一年より前はレーザー治療が保険適応でなかったことを考えると、悩んでいるうちに治療法が進歩して、長い間悩んだ甲斐があったとも言えますね。

この「手術っていうだけで怖い」という言葉の大きな部分を占めるのは、「術後は、どれくらい痛いのか？」ということでしょうか？

実際のところ、患者さんの術後の訴えで一番多いのは「痛み」というより「大腿部のツッパリ感」のようです。侵襲が少ないとはいえ生きた組織を焼灼するので、静脈が縮んで突っ張った感じがするのです。もちろん心配なものではなくて、大丈夫！　しばらくすれば気にならなくなります。

第5章

下肢静脈瘤の治療
素朴な疑問
あれこれ

Q&A

▼手術で静脈がなくなったら血はどこに行くの？

これは、本当に一番多い質問です。昨日も今日も一昨日も、質問されました。手術で血管を取ってしまう。血はどうやって流れるのでしょうか？　血が通っているところを切除してしまうんですからね。神様は要らない血管を造るはずがないという意見ですね。

でも、まったく心配はありません。

下の図をよくご覧ください。

動脈は、一本閉塞すると、その先には血が行かなくなりますが、静脈は、補ってくれる道がたくさんあるので一本なくなっても大丈夫なんです。

足の静脈には、皮下脂肪の中を走る表在静脈と、筋肉の中を走る深部静脈があることを前にお話しました。足の筋肉の中を走る太い「深部静脈」には、とても大切な役目があります。下水道本管みたいなものでしょうか……。雨が降ったら水は下水道を流れるので道に溢れることはあまりないのですが、下水道が詰まったりしたらたいへんですね。そういう役目を果たしている「深部静脈」は切除することができません。

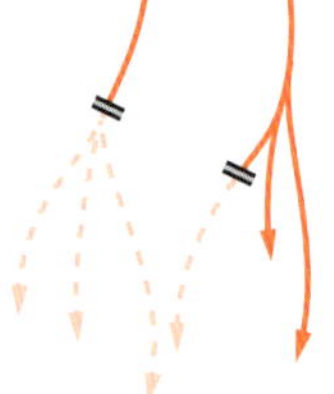

動脈は１本なくなると
左の先に血が行かなくなる

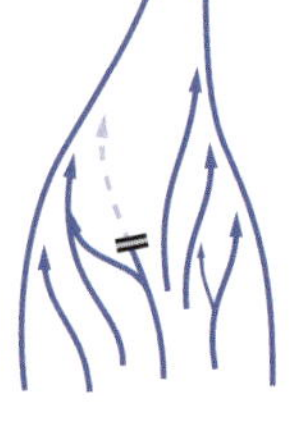

静脈は１本なくなっても
支障のない場合が多い

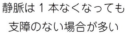

逆に、「表在静脈」と呼ばれる静脈は、その名のとおり足の表面（皮下脂肪の中）を走っていて、切除してもまったく問題ありません。それは、代わりになる静脈がいっぱいあるからです。あっちが駄目ならこっち、こっちが駄目ならあっち、という具合です。

つまり静脈には、切除しても差し支えない静脈と、切除したり詰まったりすると大事件になる静脈があるんですね。静脈瘤になっている静脈は、むしろ足のうっ血の原因になっているので、「ない方がいい」静脈と言えます。血液が停滞していて、むしろ循環の邪魔になっているんですね。だから切除して血流の状態をよくするのです。神様は無駄なものは造っていませんが、機能を失ったら邪魔ものになるんですね。

こんな説明で、納得してもらえたでしょうか？　とにかく、「表在静脈」（筋膜より外側にある静脈）は切除してもまったく問題ないのです。

▼弾性ストッキングはずっと穿いてる方がいいの？

弾性ストッキングは、穿くのがとても難しいストッキングです。確かに、付けていると足が軽くなったような気がしますが、穿くのがたいへんで、脱ぐのもたいへん。使い始めて三日ぐらいすると、もう明日からは穿きたくないと思うのが普通です（夜寝るときは脱ぐので，朝になるとまた穿かなければなりません）。

静脈瘤の治療の後は、一般的に弾性ストッキングを着用します。血栓性静脈炎や深部静脈血栓症など血栓の予防や、硬化療法の後の静脈瘤の閉鎖に役立ち、静脈炎を軽減してくれます。

では、治療が終わった後も穿き続けたほうがいいのでしょうか？治療後もまだ小さい静脈瘤がたくさん残っているような方には、弾性ストッキングをできるだけ穿き続けるようにアドバイスしています。逆に、治療後にまったく静脈瘤が消えてしまった方は、もう弾性ストッキングは必要ありません。

しかし、立ち仕事の方は別です。とくに調理師さん、理容師さん、美容師さんなど、立ち時間のとくに多い職業の方は注意が必要です。たとえ、検査の結果がよくなっても、一日中立ちっぱなしの方は弾性ストッキングを穿くべきです。仕事着だと思えばいいのです。プロ野球の選手でサポーターやテーピングをまったくしないで試合に出ている人はいないでしょう。サポーターやテーピングは彼らにとっては「仕事着」なのです。昔、江戸時代の飛脚は足に包帯を巻いていました。兵隊さんは昔からゲートルを巻いています。長距離を歩いたり走ったりするには必須のアイテムでしょう。立ち仕事の方も、プロである以上、ご自分の足を守るために弾性ストッキングを仕事着にするのがいいと思います。

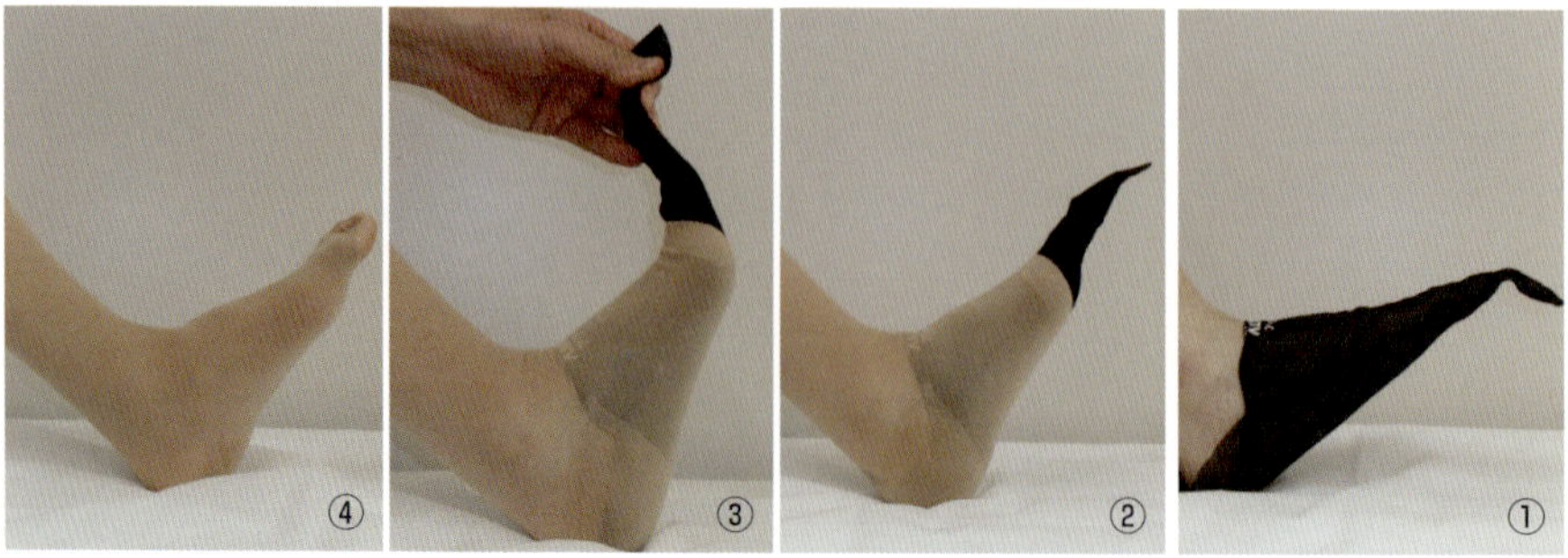

①フットスリップ（黒い足袋のようなもの）という道具を使います．
②すべすべしていて，弾性ストッキングがするすると穿けます．
③つま先からフットスリップを引き抜きます．
④これで完成です．

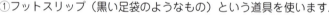

さて、弾性ストッキングには正しい穿き方、へたな穿き方があります。近年、静脈瘤の専門外来には、弾性ストッキングについて相談できる「弾性ストッキングコンダクター」がいることが多くなりました。相談すれば、弾性ストッキングにつきもののいろいろなトラブルについて教えてくれます。医師に訊くよりもよっぽど親切に、選び方から穿き方まで習うことができます。右頁下の写真のような，上手に穿くための道具の使い方も丁寧に教えてくれます。

ここで、簡単で上手な穿き方を説明しましょう（下の写真も参考にしてください）。

穿くときには、裏返しにして穿くという方法が一般に推奨されています。まず、ストッキングに手を入れて踵（かかと）の部分を外に引っ張り出します（ここで裏返しになるわけですね）。その状態で、まず、踵まで穿きます。それから順次ストッキングを表に返すように穿くのです。コツをつかむと上手に穿けるようになりますよ。

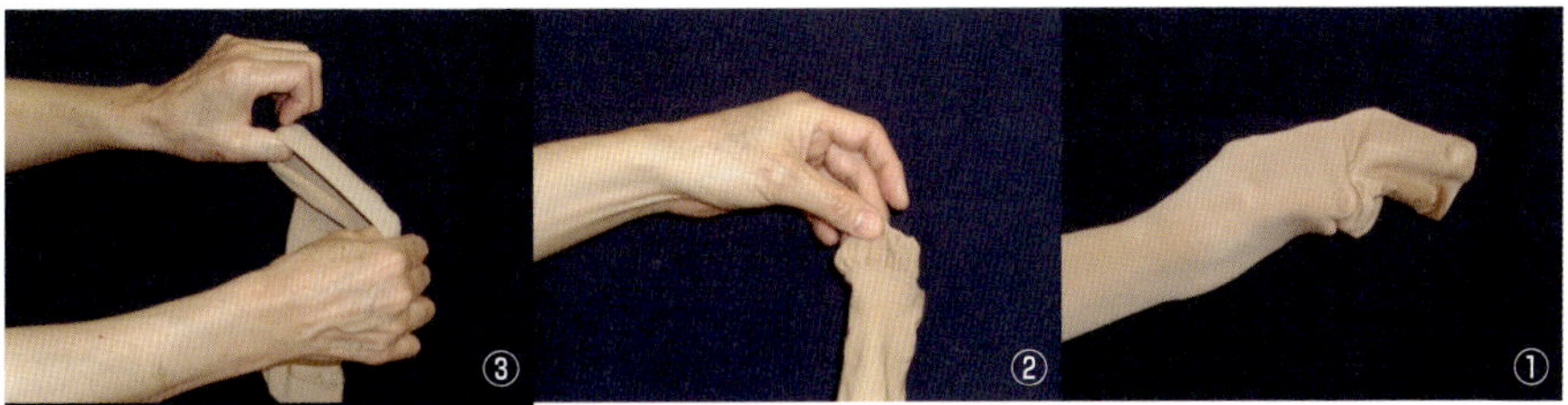
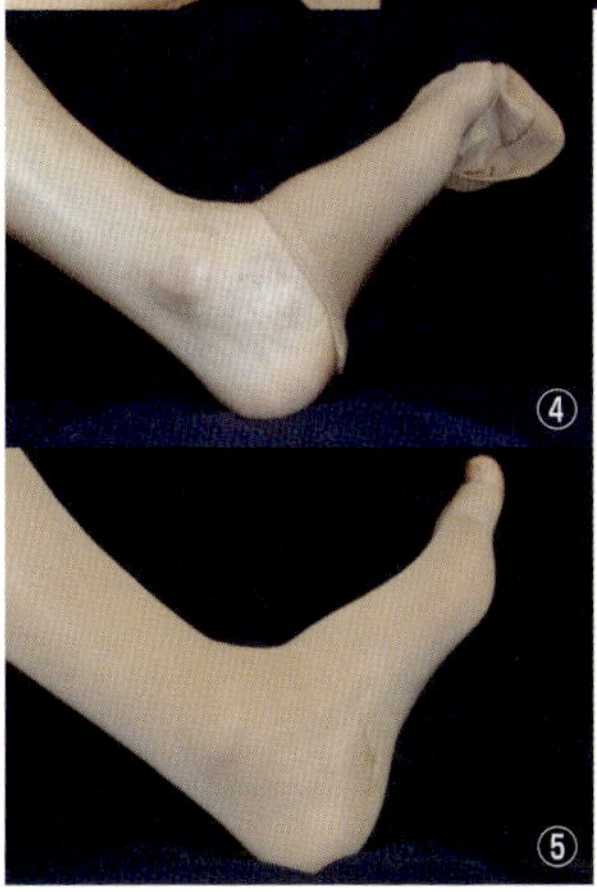

①ストッキングの踵まで手を入れて，
②つまんだ踵を外に引っぱり出します（裏返し）.
③踵を広げて，足を入れます.
④踵まで穿いて……
⑤残りの部分を表に返しながら引き上げます.

弾性ストッキングは、普通の靴下を穿くようにたぐって束にして穿こうとすると、圧に負けてとても穿けるものではありません。必ず、束にしないで穿きます。脱ぐときも同じです。束にして脱ごうとするととても脱げません。裏返しにして脱ぎましょう。誰かに引っ張ってもらうのもいい手段です。

▼治療したら、仕事は？　運動は？　お風呂は？

さて、治療を迷っている方の大きな心配ごとのひとつに、治療後どのくらい仕事を休まなければならないのか？　という問題があります。また、趣味で運動している方、選手として活躍されている方にとって、治療後の運動再開の時期は気になるところです。さらに、お風呂が毎日欠かせないという方にとって、風呂に入れない期間がどのくらいかは大きな問題です。

それぞれの答えは、治療の内容にもよりますが、

①　血管内治療と硬化療法のみの場合
②　静脈瘤を切除した場合

これら二つの場合に分かれると思います。

①の場合には、ほとんど傷らしい傷もありませんから、仕事も運動も風呂もほぼフリーに近い状況です。次の日から仕事もできますし、風呂にも入れま

す。ただ、焼灼術は大腿部の静脈の全長にわたって行われていることが多いので、軽いと言ってもそれなりに痛みもあります。スポーツの試合など激しい運動は一週間程度避けた方がいいでしょう。

②の場合には、多い時には一〇～二〇か所にも及ぶ傷ができますので、仕事も運動も風呂も少し控えた方がよさそうです。二～三日程度は仕事もお休みすることをお勧めしています。風呂も二～三日程度はシャワーのみにしてもらっています。ただし、絶対に駄目だというわけではありません。仕事がどうしても休めない、あるいは家に介護しなければいけない人がいて休めないなど、それぞれの事情があることでしょう。激しいスポーツは別にして、軽い労働は翌日から可能です。

▼治療の値段は？

これはとても大切なことです。下肢静脈瘤の治療は、全部が保険適応になりました。三割負担（一般の会社員や自営の方で七〇歳未満の方）で一回の治療について支払う実費は、大まかに言うと左記のようになります。

▽レーザー・高周波などの血管内治療　七～一〇万円
▽ストリッピング　六～九万円
▽硬化療法　一万円程度

ある程度価格に幅があるのは、日帰りか入院か、麻酔方法、検査、両足か片足かなどによって違うこと、また受診された医療機関によっても少しずつ違いがあるからです。一割負担の方であれば、この三分の一になります。三〇万円も払っていた自費診療の時代からすれば夢のようで、敷居が低くなっているとは思います。でも、決して安価な治療ではないので、他の治療と重なるような場合などは、高額医療の申請をしておいた方が支払いを少なくできます。病院の事務などに相談されるのがいいでしょう。

▼足が赤くなる・足が腫れる――静脈瘤以外の病気は？

これまでお話しした下肢静脈瘤と深部静脈血栓症とは別の病気で、足が赤くなったり、腫れたり、青くなることがあります。以下に、代表的な病気を挙げてみます。

まず、赤くなるのの代表が「**蜂窩織炎**」です。「ほうかしきえん」と読みます。あまり聞いたことがないし、難しそうな漢字だと思うかもしれませんが、ありふれた病気です。足が突然真っ赤に腫れあがるのが特徴で、とくに糖尿病の方や、足に水虫を持っている人がなりやすい傾向があります。簡単に言うと、足にばい菌が入る病気です。

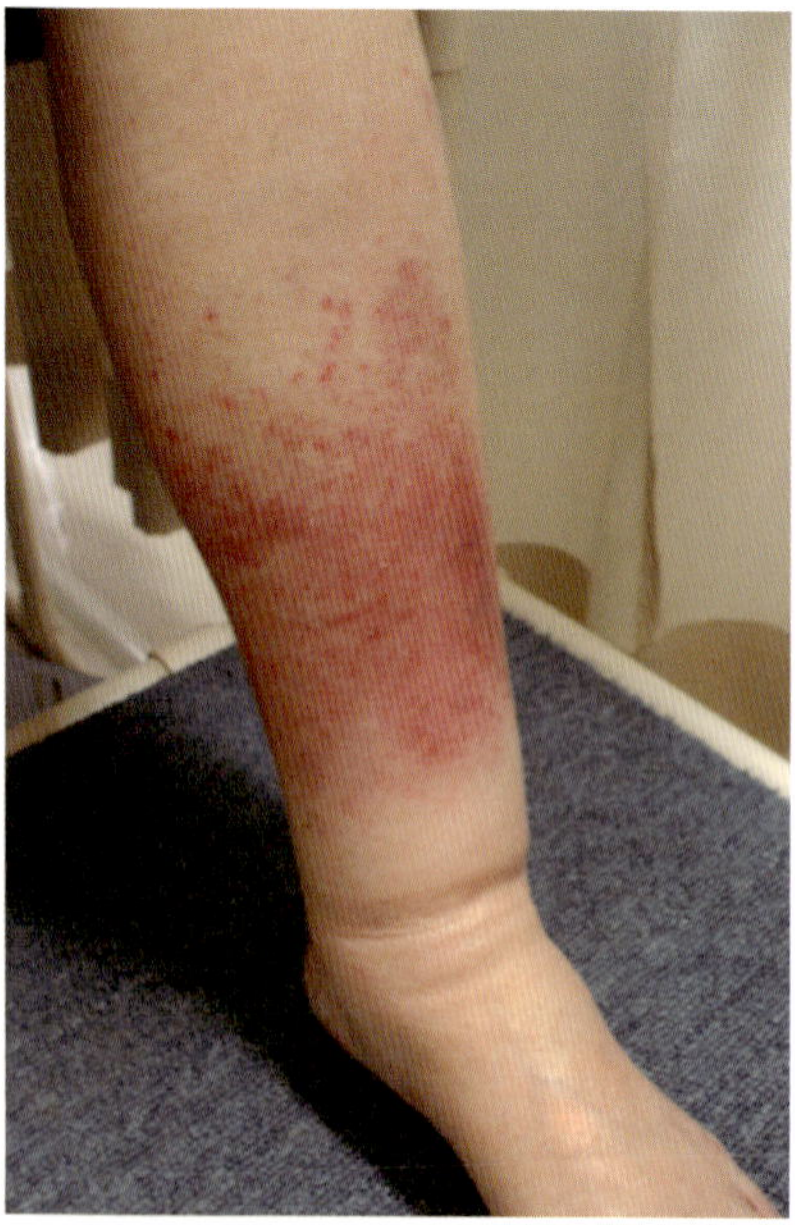

皮膚が真っ赤になり
炎症を起こしているのがわかります.

皮膚は強靭なバリアーとなって体の中にばい菌が入るのを防いでいますが、糖尿病の方や足に水虫があって手入れを怠っていると、皮膚の割れ目からばい菌が入ってきます。普通は、ばい菌が入ってきても免疫機能が働いて感染はしないのですが、体調が悪かったり、患部の環境が悪くてばい菌との戦いに負けて感染すると赤く腫れて、熱を持ちます。抗生物質を投与しますが、全身的に発熱するようなら重症で、入院しなければならないこともあります。

足が腫れる病気はたくさんあります。大雑把に言うと、両足が腫れるのは内科の病気、片足が腫れるのは外科の病気―私たち医師は、患者さんの両足が腫れていたら、心疾患や肝疾患、腎疾患、低アルブミン、癌などの内科的な病気を最初に考え、片足が腫れていたら、深部静脈血栓症、リンパ浮腫、炎症など外科的な病気を最初に考えます。

足が痛くなる病気はおおむね整形外科領域ですが、ひとつ重要な血管の病気があります。それは**閉塞性動脈硬化症**です。この病気は、高年齢の男性に多く、動脈硬化によって動脈閉塞が起こります。少し歩くと立ち止まって、しばらく休まなければ歩けないというのが主な症状です。少し休めばまた歩けます。視診・触診だけで鑑別できるので、下肢静脈瘤と間違えることはほとんどないのですが、こむらがえり、冷感といった静脈瘤と似た症状が出ることがあります。

いずれも下肢静脈瘤と直接的な関係はないし、超音波検査をすれば見分けることも簡単です。ただ、視診・触診だけでは医師も確固たる自信が持てないこともあって、超音波検査をして初めて診断できることもあります。

ほかに、特殊なものでは、膝の裏側にある袋（嚢胞）が破れる「ベイカー嚢腫の破裂」という病気があります。深部静脈血栓症と区別するのが困難なこともあり、その場合、超音波検査で初めて診断がつきます。

第6章

あしの静脈瘤は治療した方がいいんですよ

今までの話を総合して、結局、「あしの静脈瘤は手術した方がいいんですか？」という質問に最終的にどう答えたらいいか、考えてみました。今まで述べてきた内容と重複するかもしれませんが、確認の意味であらためてお答えしたいと思います。

▼「血の巡りがよくなる」ということ

いろいろな病気は、「血の巡り」が悪くなることで起こります。下肢静脈瘤は広い意味で、「血の巡り」が悪くなった状態だといえます。だから、静脈瘤の治療をするということは、「血の巡り」をよくすることなのです。

普通、「血の巡り」というと、それは動脈血流のことを指すことが多いようです。動脈が詰まったり、細くなったりすると、「血の巡り」は悪くなり、その先が「虚血」と言って血流が足りない状態になってしまいます。壊死、梗塞という命にかかわることが起こります。しかし、静脈疾患の場合には、壊死することはほとんどなく、うっ血が起こり、血が渋滞した状態で、結果的に血の巡りが悪くなるのです。静脈瘤の治療はこれを治すことで、「血の巡り」を回復することになります。

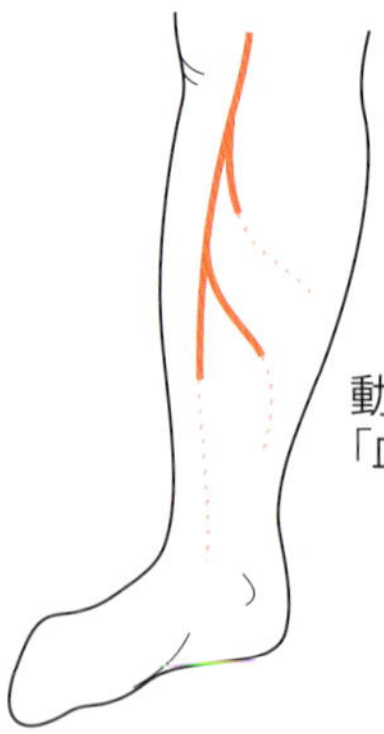

動脈血流が細くなり
「血の巡り」が悪くなる

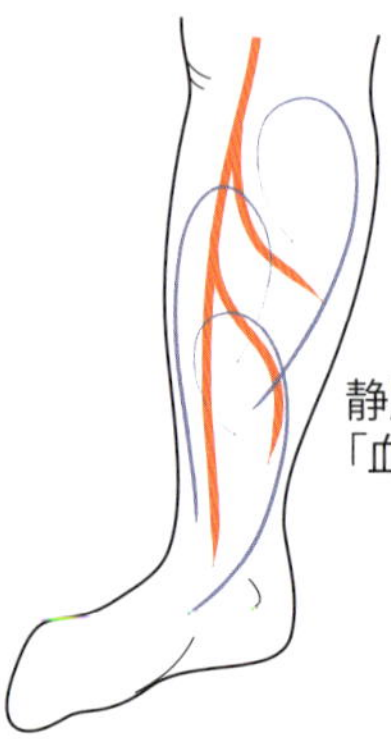

静脈血流が滞り
「血の巡り」が悪くなる

▼「あしの静脈瘤は治療した方がいいんですよ」

ここまでにお話ししたように
「症状があるようなら早めに治療した方がいいですよ」

というのは間違いありません。

裏返せば、

「症状がなければ、無理に治療する必要はありません」

ということになります。

ただし、

「症状がなくても、ある程度の年齢になったら積極的に治療を考えた方がいいですよ」

ともお答えしています。


症状とは、前章までにお話しした「うっ滞症状」のことです。具体的には、だるさやこむら返り、かゆみや皮膚の色調が茶色に変わることなどです。ある程度の年齢とは、筋肉が少し衰えてきたかな、と思う年齢です。個人差があるかもしれません。私は、七〇歳近くなった年代をイメージしています。

治療をお勧めする理由の一つは、レーザー・高周波治療器の登場で治療そのものが簡単になったことが挙げられるのはいうまでもありません。簡単な治療の割には、大きな効果が得られることが多いからです。

▼静脈瘤の治療をすることで、どう変わりますか？

下肢静脈瘤を治療する目的は、なにも美容的なことだけではありません。治療をすることで、どんないいことがあるのか？　治療を受けられた方の感想に耳を傾けてみましょう。

「そもそも高校生の息子が下肢静脈瘤のことを心配して病院を調べてくれたのが、手術を受けるきっかけでした。一人目を産んだ時から尋常でない足のだるさを感じながら、三人育てました。栄養ドリンクを一日三本飲むほどでした。いつも、神社の石段を上っているような感じでしたが、年のせいかなとも思っていました。術後一か月、まるで足がなくなったかと思うくらいに軽くなりました。いままで、足がだるいのは自分の甘えかと思って怠け者の自分を責めたこともありました。治療をして初めて、今までの症状が静脈瘤のせいだったのだと実感しました。妊婦さんや子育て中の方で、同じ症状の方もおられると思うので、その人たちにも知ってほしいと思います」（四〇歳代、女性）

「毎日のように、夜中にこむら返りが起こって、時には一晩に三回も吊ることがあり、とても困っていました。術後はまったく吊ることがなくなってびっくりしています。腰が悪いので、そのせいで足が吊るのかと思っていましたが、静脈瘤のせいだったと気づきました」（六〇歳代、女性）

「家に帰ったら、必ず足を挙げていないとだるくて仕方がなく、台所仕事もたいへんでしたが、いまではそんなことはなくなりました。主人と散歩しても疲れを感じなくなって、若返った気がします」（六〇歳代、女性）

「膝が痛くなくなって、散歩中に、走れるようになったんですよ」（八〇歳代、女性）

足のうっ滞症状がなくなると、足はとても軽く感じたり、こむら返りがなくなったりするようですね。

▼「手術」という言葉と「治療」という言葉

「手術」と聞くだけで痛そうで嫌ですね。手術という言葉には「メスを使って切る」というイメージが強いからです。でも、現代ではさまざまな分野で先の尖ったいわゆる「メス」を使わない手術は増えています。カテーテルを使った心臓手術などや皮膚は切らずに内視鏡だけで手術する大腸ポリープなどの治療が代表的なものです。静脈瘤の手術も、これまでお話ししたように、メスで大きく切ることは少なくなりました。また、静脈瘤の治療は手術に限ったことではなく、注射療法（硬化療法）や弾性ストッキングの着用という非侵襲的な方法もあります。

▼女性の一生と静脈瘤との戦い

ある五〇歳代の婦人（仮にＡさんとします）から質問されました。
「二〇代、三〇代でだんだん悪化した静脈瘤が、四〇代で一旦よくなったように思ったけれど、五〇代後半になってまた悪化してきたのは、どうしてですか？」

女性ホルモンはとても静脈瘤を悪化させるようです。働く女性には立ち仕事というリスクも加わります。さらに、女性特有の静脈瘤は、妊娠・分娩を契機に悪化します。妊娠中は陰部にも静脈瘤ができて困ったという経験をお持ちの方も少なくないと思います。しかし、分娩を済ませると一旦静脈瘤は落ち着くようです。何回か分娩を繰り返すと静脈瘤は増えますが、症状としては分娩以後落ち着いていることが多いと思います。

しかし、分娩を無事に終えた女性には子育てという多忙な日々が待っています。子育ての忙しさから足の静脈瘤に気を取られることも少ないのかもしれません。

そうして、五〇代～六〇代を迎えます。今度は女性ホルモンではなく、加齢が静脈瘤の危険因子として立ちはだかってきます。筋肉ポンプの力の低下などで足がだるいと感じる頻度が高くなり、静脈瘤が悪化したように思うのです。実際、静脈瘤の径も少しずつではありますが大きくなってきています。

こうして、Aさんのように感じるようになったのだと思います。もう、治療を決心する頃かもしれませんね。

▼七〇歳が治療適齢期です
――もう年だから治療しなくていいってことはありません

何度も言うようですが、「七〇歳になったら治療を勧める」は私のポリシーです。それは、バラ色の七〇代を送ってほしいという希望からです。静脈瘤をもつ足は重りを抱えているようなもので、想像以上に膝に負担がかかっていることは、これまでに説明してきたとおりです。

「人生の幸せってなんだろう？」って、時々思います。

もちろん人生観は人それぞれで、「自分の幸せは自分で決めるもの」でしょう。私の場合、人生が幸せかどうかを決める一つの要素に「七〇歳代が元気に幸せに送れるかどうか」が大きく関わってくるのではないかと思っています。それまでの人生がすこぶる順調だったとしても、七〇歳にして突然の大怪我で体の自由を奪われた人は、幸せな人生と言えるでしょうか？　若い頃から中年にかけて、あまりパッとした人生ではなかったとしても、七〇歳代を充実して元気に過ごせたら、もしかして最高に幸せな人生だと感じられるかもしれません。

私は七〇歳代以降をバラ色のに過ごすためにこそ、やっぱり足は軽い方がいいのではないかと思います。なにしろ動けることが幸せの大きな要因だからです。要らない静脈瘤を足にまとって歩くより、さっぱりと治して街を闊歩する。これこそ幸せだなあと感じる瞬間ではないでしょうか？

ちなみに、八〇歳になったからといって、治療が手遅れというわけではありません。八〇歳以上でも、自分で歩いて診察室に来られる方なら、下肢静脈瘤の治療は付き添いを心配することなくちゃんとできます。治療をする年齢に制限というのはまったくないのです。

七月のある日、私は下肢静脈瘤の患者さん三人の手術をしましたが、その日の平均年齢は八一歳でした。みなさん元気で「足が軽くなってまだまだ長生きしますよ」と、喜んでくださいました。

「年だから、もう治療しなくていい」ということはありません。静脈瘤の治療に年齢制限なし。何度も繰り返しますが、「七〇歳は治療のお年頃」というのは、私の人生観を含めた静脈瘤治療のポリシーです。

▼きれいで健康な足が笑顔を作る

美容上の理由だけで静脈瘤の治療を受けることは、勧められることでしょうか？

下肢静脈瘤の手術適応は「うっ滞症状を有する者」ということになっています。手術には絶対ということはなく、合併症も起こりうるわけですから、不要な手術は避けるべきです。とくに生命に危険があるわけでもなく、医師の方から積極的に治療を勧めない状況ですから、「治療した方がいいですよ」と申し上げることはありません。あくまで治療はご本人の希望でということになります。でも、実際には、美容上の理由で治療を受けられるケースも少なくないと思います。美容という理由は、それはそれで立派な主訴*なので、ご本人の強い希望があれば治療を受けることに問題はないとは思います。

足の静脈瘤が原因で精神的に滅入っていたり、気になって仕方がないという状況だったりするなら、治療は積極的に受けていいと思います。きれいな足になって、スカートをはいて、軽々と歩いて、明るい気持ちになるのは静脈瘤治療の目的の一つだと私は思います。足がきれいになることは、きれいな笑顔を造ると言ったら言い過ぎでしょうか？

▼楽しい人生を送るために

「こんな簡単に治るんだったら、もっと早く治療すればよかった！」

治療を受けられた方は決まってこのようにおっしゃいます。下肢静脈瘤の治療は長年静脈瘤が気になっていたり、足がだるいのを我慢していたりしていた方にとっては、一夜にして治る魔法の治療です。

＊：主訴…病苦についての患者の訴えのうち、主要なもの（広辞苑）

困っていることはたくさんあるかもしれませんが、いま一番治してほしい症状のことを「主訴」といいます（杉山）

翌朝、包帯を取ったら、今までむくんでいた足がすっきりとしているのに驚かされることでしょう。

ある七〇代の女性が言われました。

「私は五〇歳ごろからあしの静脈瘤が気になっていましたが、とくに症状がないので気にしてなかったのです。最近、内科の先生に勧められて治療を受けました。そうしたら、なんと肩こりがよくなったんです。階段は四つん這いでないと上れなかったのがトントンと上れるようになった。ついでに耳鳴りまでよくなったのです」

静脈瘤の治療を受けて、肩こりや耳鳴りまでよくなるなんて、そりゃ嘘だろうと思うかもしれません。でも、けっして嘘ではないのです。ときには、冷え症が治ったり、腰の痛みが治ったとおっしゃる方はよくおられます。治療の効能は意外なところに出ることがあります。考えてみれば、人の体はみんな神経で繋がっていますから、足が軽くなって血流が改善されれば、全身の血流も良くなることは十分に考えられます。

歯が痛いだけで憂鬱だし、胃の調子まで狂うものです。手にトゲが刺さっているだけで一週間も気分が悪いってこともあるでしょう。気分が悪いと機嫌まで悪くなります。トゲが抜けた途端に痛みがなくなって気分がよくなります。気分がよくなると周りの人にもやさしくできますね。人に笑顔で接すれば幸せになるものです。

99 あしの静脈瘤は治療した方がいいんですよ！

「私、静脈瘤の手術を受けて膝が軽くなったとたんに、旅行に行きたい気分になって、先週○○温泉に行ってきたんよ。久しぶりにお友達とね」

静脈瘤の治療で一気に青春が戻ってきたのです。素晴らしいではありませんか！　下肢静脈瘤の治療のおかげで、すっかり気分が晴れて、生まれ変わったみたいになるというのは大げさでしょうか？　治療すれば簡単に治るのを知らずに、腫れた足をただ嘆いているだけの方がいたら、少し残念な気がします。

「治療をしてよかったなあ」と言って下さる人がいれば、楽しい人生を送るために少し役立ったのかなと嬉しくなります。

夢が現実になった！

二〇〇一年二月、当時勤めていた病院の部長命令でアメリカの新しい治療を見学に行くことになり、ハワイのストラウブ病院というところを訪ねました。そこで、行われていたのが高周波による静脈瘤の血管内治療でした。新しい治療方法としてまだ臨床応用が始まったばかりでした。

欧米人は体格が大きく、静脈の手術もたいへんなんですね。瘤のできた静脈を抜き取る手術をしようとすると、足の付け根のところに五センチ以上もある大きな傷ができてしまうのです。ところが、血管内治療では体が大きくてもあまり関係ありません。超音波の画像を見ながら静脈の中にカテーテルという細い管を入れる作業は、患者さんの体の大小には関係ないのです。体の大きな患者さんには血管内焼灼術が向いているのです。

日本に血管内治療が入ってきたのは二〇〇四年頃ですが、もちろんそのときは保険診療が認められていなくて、すべて自費診療でした。全国的な臨床治験に関連して、二〇〇九年頃からは当院でも血管内治療をしていましたが、一回の手術に三〇万円程度かかる高額な医療でした。現在は保険適応となり、みんなが夢のような治療を受けられるようになったのです。

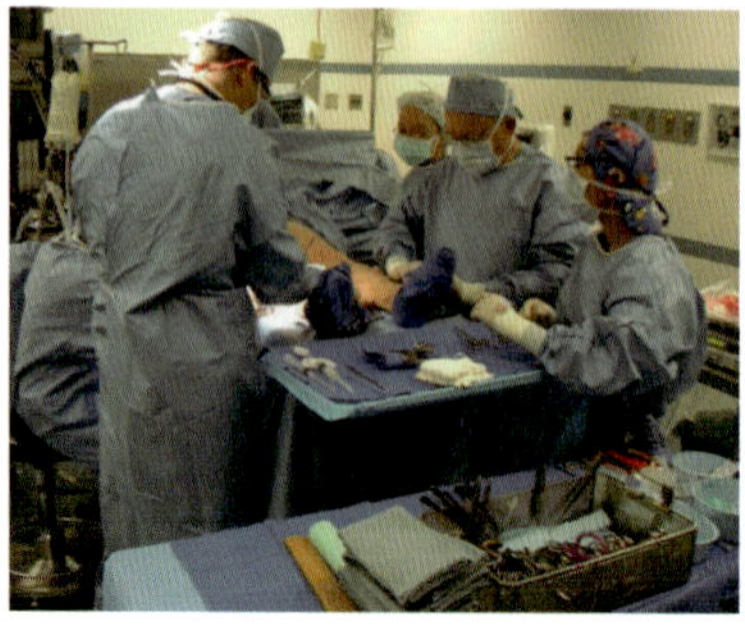

高周波による
血管内焼灼術
施術風景

第7章

あしの静脈瘤は
予防できる？

下肢静脈瘤の予防・再発防止方法について『Q＆A』方式でまとめてみました。「よくあるご質問」から拾っていますので、この中になければぜひ医師に訊ねてください。

Q1「静脈瘤は治療をしても、またなるんですか？」

これは、非常に多い質問です。

下肢静脈瘤は病気の一つですが、加齢による変化でもあります。ですから完全に食い止めることはできません。「静脈が年を重ねる」ことで静脈瘤ができるとしたら、治療した直後からまた静脈瘤は少しずつできていることになります。

Q2　静脈瘤の予防法はあるのですか？

では、下肢静脈瘤には予防法があるのでしょうか――

いくら簡単になったとはいえ、一旦静脈瘤になると治療は注射したりメスで切ったりすることになるので、できれば初めから予防できればそれに越したことはありませんね。また、せっかく治療して治っても、また何年もせずに再発したのではいやなものです。どうせ、再発するからという理由で治療を嫌がられる方もいるくらいです。

103　下肢静脈瘤は予防できる？

下肢静脈瘤の完全な予防方法があればいいですね――。でも、残念ながら、完全な予防法はありません。静脈そのものを鍛えるわけにはいかないし、薬で予防する方法もありません。

でも、悲観しないでください。ある程度は効果の期待できる方法があります。完全な予防法とはいかないまでも、できるだけ下肢静脈瘤にならない方法について考えてみましょう。

そもそも下肢静脈瘤になりやすい方はどんな方だったか思い出してください（19頁で詳しく説明しましたね）。

①女性――とくに複数回の妊娠・分娩の経験者
②立ち仕事の方（理容師、美容師、調理師さんなど）
③高年齢者
④遺伝

家族歴のある方（親御さんやごきょうだいに下肢静脈瘤の人がいらっしゃる）で、妊娠・分娩を複数回経験した女性、それから立ち仕事をされる人に下肢静脈瘤が多いのは明らかでした。ですから、それに該当する方は、気を付ける必要があります。では、何に気を付けたらいいのでしょうか？

静脈にとっては、同じ姿勢で立ちっぱなしであることが最も負担になります。では、座りっぱなしならいいかというと、立ちっぱなしよりは少しましですが、やはり負担になります。

一日の大半を立ちっぱなしや座りっぱなしで仕事をされる職業の方は、仕事中、できるだけ小刻みな足踏みをしたり、ストレッチをしたりして、下腿の筋肉を働かせてください。就寝時は足のマッサージをするなど十分に足を休めることに努めてください。そして、足の下に枕や座布団をあてて少し高くして休むことも勧められています。むくみ防止策はそのまま静脈瘤の再発予防になります。

静脈瘤の再発予防は、そのまま足の健康を保つ秘訣でもあります。足の健康のために必要なことは、適度な運動と適度な休息、清潔と保湿です。足は常によく洗って清潔を保ち、カサカサにならないように丁寧に保湿クリームを塗るといいでしょう。これは、静脈瘤の予防というよりは足の健康のための基本だと言えます。

肥満は下肢静脈瘤の敵と言われています。ただ、下肢静脈瘤が肥満の方に起こりやすいかというと、必ずしもそうでもありません。でも、肥満に下肢静脈瘤が加わると、あしのむくみが起こりやすく、炎症や運動機能低下を招きやすいようです。

このように考えてみると、下肢静脈瘤の予防対策は足の健康ということだけではなく、適度な運動、休息、清潔と保湿、マッサージ、肥満防止などからだの健康対策そのものとも言えます。

ところで、弾性ストッキングは静脈瘤の予防にどれほど効果があるものでしょうか？ 弾性ストッキングで常に圧迫するという方法は、足のだるさを改善する効果はありますが、残念ながら静脈瘤の完全な予防になるとは言えないようです。しかし、立ちっぱなしの仕事をする方にはやはり弾性ストッキングの着用をお勧めします。それは、前にも述べたように「立ち仕事」はいわゆる「プロ」の仕事だからです。このような方は、再び静脈瘤になる可能性が極めて高いのでぜひできる限りの予防策を取ったほうがいいと思います。

Q3 妊娠中は弾性ストッキングが勧められますか？

静脈瘤になりやすい条件の中に、妊娠・分娩があります。とくに二回目、三回目と回数が増えるにしたがって、下肢静脈瘤の罹患率は高くなります。妊娠中は体重が増えたり、むくみやすかったりするので、足の静脈に負担をかけることになり、また、妊娠中は静脈血栓症が起こりやすいということも考慮して、妊娠中の弾性ストッキングの着用が勧められるわけです。

Q4　静脈瘤が再発したらどうすればいいですか？

治療した後、いろいろ予防策を立てていても、やはり静脈瘤がまた出てきたなと思ったら、どうすればいいでしょうか？　一般的に、下肢静脈瘤の治療後しばらくして少し静脈が浮いてきたとしても、必ずしも再治療は必要ありません。静脈瘤が問題になるのは「足のうっ滞症状」ですから、治療後に少し静脈が浮いてきたとしても、症状が出ないことが多く、したがって、治療を受ける必要もないのが普通です。

ただ、それによって足の疲労感がまた気になってきたときには、再治療が効果的なこともあります。その場合、レーザーなどの再手術が必要なことはむしろ少なく、硬化療法（注射）で済む場合が多いようです。

Q5　足を揉む健康法は正しい？——むくんだ足の治療法

書店に行くと、「ふくらはぎを揉む」健康法の本をよく見かけます。なぜ、ふくらはぎを揉むといいのでしょうか？　それは下腿に溜まった血液やリンパ液を体循環に戻してあげることによって、全身の血流が良くなるからです。健康な人でも効果がありますが、とくに下肢静脈瘤で腫れている場合には高い効果があります。

107　下肢静脈瘤は予防できる？

前にも書きましたが、足の血液は下腿の三頭筋という筋肉で下から上に揉みあげられることによって心臓へと運ばれます。これが静脈瘤などでうまくいかなくなるとうっ血が起こります。足にうっ血が起こると、いろいろなうっ滞症状が出てきます。これを改善する（血流を良くする）方法として、つぎの三つが考えられます。

①下腿の三頭筋をよく動かして、血液を流す。
②休む時は、足を高くして寝る。
③ふくらはぎを下から上に揉みあげるマッサージをする。

いずれも足のうっ血を取る効果的な手段です。マッサージの方法は他の本にもいろいろ書かれていますから参考になさってください。やさしく、撫でるように繰り返し繰り返し揉むのがいいようです。

冥利につきる

私は、下肢静脈瘤の治療が終わって一か月目に外来にみえた患者さんが、

「今まで夕方むくんで辛かったのがウソのように足が軽くなりました」

「膝が痛かったのが痛くなくなりました。不思議です」

などと、話してくださる瞬間がとっても好きです。

私だけではありません。看護師、検査技師など医療スタッフはみんなこの瞬間が大好きです。患者さんに関わるところは職種ごとにさまざまですが、みんなほとんど、この喜びを得るために仕事をしているようなものです。

たまに、

「思ったより痛かった」

とお叱りを受けることもあります。

そんなときは、

「ああ、あそこのところは、こうしてあげればよかったかな……」

と反省します。

下肢静脈瘤の治療に限らず，医療技術にはそうやって、患者さんに教えていただきながら少しずつ進歩してきたという側面もあると，強く思う今日この頃です。

あとがき

最後まで読んでいただき、ありがとうございました。静脈瘤に対する疑問が少しでも解けたでしょうか？

私が一番言いたかったのは、下肢静脈瘤は「見た目」の病気ではなく、足におもりをつけて歩いている非健康的な足の病気だということです。だから、あしの静脈瘤は治療した方がいいのです。

二〇一四年に最新の治療機器が認可されて、痛みの少ない治療ができるようになったので、ぜひ積極的に治療を受けられることをお勧めします。

この本が、足の症状があるのに治療をためらっている方の一助になれば、幸いです。きっと治療を受けることによって、足が軽くなって、新しい日々が訪れることでしょう。

著者

著者略歴

1960 年 香川県高松市に生を受ける（8 月 5 日）
1985 年 岡山大学医学部卒業
三豊総合病院（1985～1987）
岡山労災病院（1987～1989）
岡山大学医学部附属病院・研究室（1989～1993）
1993 年 広島逓信病院
2006 年 広島逓信病院外科部長
1993 年以降，下肢静脈瘤治療数通算 10,000 例超
2016 年 広島逓信病院院長

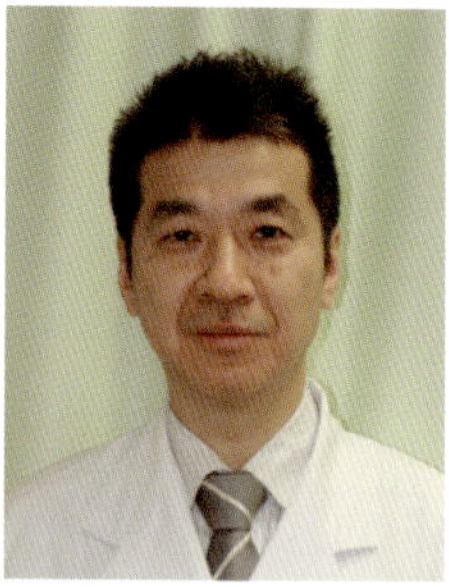

外科学会専門医・指導医
脈管専門医
日本静脈学会評議員

趣 味

バスケットボールと将棋観戦

下肢静脈瘤血管内焼灼術実施・管理委員会（JEVLT）では実施基準を満たす医療施設を認定しています．現在までに，認定を受けている医療機関名については，下記のウェブページを参照してください．

http://www.jevlt.org/ja/application/beadroll.html#shisetsu

右の二次元バーコードを読み取れば直接当該ページにジャンプします．

“あし”の静脈瘤《じょうみゃくりゅう》は手術《しゅじゅつ》した方《ほう》がいいんですか？―改訂第2版

ISBN978-4-905163-16-9　C2047

2015年　4月10日　第1版 第1刷発行
2018年　7月　2日　第2版 第1刷発行

定　価　カバーに表示してあります

著　者　杉山《すぎやま》　悟《さとる》

発行所　株式会社ヌンク
東京都大田区南六郷 2-31-1-216
（1440045）
TEL 03-5744-7187（代）
FAX 03-5744-7179
info@nunc-pub.com
http://www.nunc-pub.com

印刷・製本　（株）加藤文明社印刷所